慢老

U0216273

黄惠如 著

詹鼎正　审定
台湾大学医学院附设医院竹东分院院长

中国轻工业出版社

图书在版编目（CIP）数据

慢老 / 黄惠如著 . — 北京：中国轻工业出版社，
2020.10

ISBN 978-7-5184-3144-1

Ⅰ . ①慢…　Ⅱ . ①黄…　Ⅲ . ①抗衰老—基本知识
Ⅳ . ① R339.34

中国版本图书馆 CIP 数据核字（2020）第 153157 号

责任编辑：付　佳　　责任终审：张乃東　　整体设计：锋尚设计
策划编辑：付　佳　　责任校对：朱燕春　　责任监印：张京华

出版发行：中国轻工业出版社（北京东长安街6号，邮编：100740）
印　　刷：艺堂印刷（天津）有限公司
经　　销：各地新华书店
版　　次：2020年10月第1版第1次印刷
开　　本：710×1000　1/16　印张：10.5
字　　数：180千字
书　　号：ISBN 978-7-5184-3144-1　定价：49.80元
邮购电话：010-65241695
发行电话：010-85119835　传真：85113293
网　　址：http://www.chlip.com.cn
Email：club@chlip.com.cn
如发现图书残缺请与我社邮购联系调换
200158S2X101ZYW

一口气读完，长知识

台湾大学医学院附设医院竹东分院院长　詹鼎正

　　一开始看到这本书，以为是要大家慢慢活、慢慢老的意思。仔细研读才发现作者想要告诉我们的是，如何才能老得慢。以前看这类健康书，作者不是医师就是相关学者。自己也写过书，我母亲就说完全像看教科书，完全读不下去。

　　惠如曾是《康健》杂志的总编辑，一直从事健康相关方面的工作，她的书不但引经据典，也兼顾了文章的流畅性与趣味性，不到一个晚上就看完了，也学了许多知识。虽然自己是老年专科医师，但不代表在每个领域都是专家，惠如文章中的许多观念，不一定来自医学，但真的让人耳目一新。

　　惠如告诉我们如果想老得慢，要从六个方面着手：多运动，均衡饮食，定时睡眠，改造日常环境，预防疾病与管理情绪。这些理念与我常谈的成功老化其实是相呼应的。要做到成功老化，也是要做到疾病预防的三段五级，《慢老》这本书里就包括了很多关键点。书里还建议保持良好的身心功能，涉及运动与情绪管理，以及做到"退而不休"，保持正向思考。

　　虽说大家强调的重点一致，可是达成的方法各有不同，而且随着时代变迁，也需要更新观念。例如，过去我们都建议老年人每周运动至少5次，每次至少30分钟，现在新的观念是，30分钟可以累积。惠如花了很多时间查找文献和资料，以便带给大家新的养生之道。

虽然编辑邀请我为这本书审订，其实惠如的内容已经很完善了，我能建议的部分真的不多。由于这本书是惠如文章的集结，可能有些是早期作品，所以我唯一能做的，就是看看有没有新的文献，提供更新建议。

我相信这本书会带给大家许多保持健康的好方法，希望大家能依书中内容实操，让我们一起慢老，一起成功老化！

随年龄增长流露的
自然、健康状态，最迷人

台湾《健康知识家》节目主持人　黎慧芝

　　没有人不希望自己永葆年轻、健康，但随着年龄增长，老化随着岁月流逝步步逼近，无人能避免"老"这个关卡。再加上老化经常伴随着健康亮红灯、大小病不断、记忆力衰退、动作不灵活、容颜衰老、情绪低落、丧失活力等，因此"老"除了外表的变化，还有内在的衰弱，这些都让人闻"老"色变。也因此，"慢老"成为大家心之所向的一件事，而如何老得慢一些、健康一些，是有方法的。

　　其实很多长寿、健康或看起来比同龄人年轻的人，在生活习惯与人生态度方面都有一些共同点。而这些好习惯、好心态最好能从年轻时就开始培养。当然也有人是因为身体变差甚至生病才开始运动、养生的，只要是正向的改变，都是好的。著名翻译家、散文作家思果，就是因为年轻时体弱又患有胃病，因此开始注重养生。他运动练功、调配饮食、持有信仰，不但身体比年轻时健康，而且活到87岁。他许多发人深省又好看的散文以及一些翻译作品，都是中年后才创作完成的。可以说他是慢老的最佳实践者。

快老来自年轻时的累积

相对"慢老","快老"（即快速老化）是很令人心惊的事，原因可能是身体患有重大疾病，或年轻时不良的生活习惯和行为所导致。从前我们常说，欧美人特别是女性年轻时，各个看起来明艳动人，可一旦步入中年，就容易显老态且偏肥胖。虽然现在整容盛行，但人的状态是无法完全靠打针、吃药、手术来营造的，慢老是一种自然、健康、美好状态的真实流露，人为无法造就。更何况手术的效果不但有时效性，而且很多时候既花钱又伤身。

虽说生老病死是自然法则，但如何让自己保有更高的生命品质，即使无法不老，也要老化得慢些、体能更好些，让老年的生活更有品质，让夕阳的余晖更隽永，才是有智慧的人希望迎接的美好暮年。

书中结尾提到105岁去世的日本国宝级医师日野原重明，在过世前不久说过："生命有其界线，一定要慎重地接受。"这句话非常有道理，特别是"慎重"，包含了很深的含义，是对生活和生命秉持慎重态度的美好提醒。

担任瑜伽老师的黄惠如是前《康健》杂志总编辑，一直从事与健康相关的工作，本身也是慢老生活的实践者，再加上多年的经验，提供给大家切实有用的资讯，是一位非常具有说服力的作者。虽然每个人身体状况不同，但书中提供的观念和方法对绝大多数人来说都是有参考价值的。希望大家在看了这本书后能够"起而行"，让我们一起慢慢老！

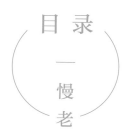

目 录

慢老

绪　言·为什么有些人老得快，有些人老得慢　10

PART　1　运动　**一定要动，离开椅子都算数**

1.1 身体变老的证据就是下肢肌力衰退　22

1.2 小腿肚是保命关键，"投资"肌肉永不嫌晚　26

1.3 站起来！一天站3小时，一年抵过十趟马拉松　29

1.4 一天一万步，对身体不见得有好处　32

1.5 身体不老，髋关节决定——"走路力"你有吗　35

1.6 21天碎片时间运动，慢老一辈子　38

PART　2　饮食　**体重真的不是重点**

2.1 过了这个年龄，千万不要减肥　68

2.2 找个饭友吧！一个人吃饭容易抑郁，也容易早死　72

2.3 不用怕吃油，吃得比较油反而死亡率低　75

2.4 椰子油不能减肥，也不能抗失智　79

2.5 用鱼油预防心脏病？不如多吃蔬果　82

2.6 蔬菜代替淀粉类主食？先等一等　84

2.7 戒甜食要人命？这五招比较人性　86

PART　3　睡眠　**定时上床、起床比睡多久重要**

3.1 假日补觉，小心会胖　92

3.2 为什么总是"中途觉醒"？四个原因待解决　94

3.3 掌握十个秘诀，加班回家后依旧睡个好觉　97

3.4 睡觉开小灯，让你变胖、变抑郁　101

PART　4　防病　**提早预防，缩短抱病寿命**

4.1 中年以后多约唱KTV，因为口腔也有衰弱症　106

4.2 清除大脑的"垃圾"，从牙齿开始　108

4.3 缓解胃食管反流？答案可能在你的鼻子　111

4.4 失智前期有机会逆转　114

4.5 "第三型"糖尿病害你失智　117

PART　5　生活　**慢老的日常，从改造环境开始**

5.1 九成时间在室内，失眠、气喘等着你　124

5.2 待在室内导致汗腺失调？三招练习流"好汗"　127

5.3 晒太阳也能瘦，20分钟轻松燃脂　130

5.4 想减肥？先消灭厨房的"体脂肪"再说　133

5.5 "女汉子"的包包总是很大！别让焦虑吞噬你的青春　136

5.6 检查看看，你"数码失智"吗　139

5.7 你退休就失智的风险有多高　142

PART 6 情绪　**就是这些性格让你显老**

6.1 这五种性格要改，因为让你老得快　148

6.2 锻炼宽容力，不要成为"暴走老人"预备军　152

6.3 抗压慢老不靠情商，靠心智力量　155

6.4 负能量真的好吗？抱怨改变大脑　158

6.5 改变基因、逆转老化，静坐是好方式　161

6.6 105岁日本国宝医师教我们的最后一课　163

后　　记·老化不可逆，但我们可以慢慢老　167

为什么有些人老得快，有些人老得慢

也许你觉得老了就进入了另一个"国度"。进入老年之国后，每一年都更胖、动作更慢、体力更差，逐渐失去听力、视力，头发越来越少，担心更多病痛的折磨，脾气越来越坏，变得越来越顽固。

你当然可以进入那个"国度"，毕竟多数人都是如此，但是也可以告诉自己的身体，你可以慢一点，因为接下来的人生你想过这样的生活：不会得什么大病，旅行、滑雪、冲浪、创业……想做什么都成。

有些人认为，这是痴人说梦，因为老化天注定，遗传密码决定一切。也有人认为后天环境影响了老化，例如同学聚会时，看到老态龙钟或疾病缠身的同学，你心里会这样解释："他平时应该不爱运动""她可能太爱吃甜食了""他家里遇到一些事，心里有些问题过不去"等。

其实，先天和后天、基因和环境都一样重要，而且先天遗传和后天环境还复杂地交互作用。如果命运给你挫折，你对命运的安排要如何回应？是把这个"挫折柠檬"打成爽口的柠檬汁还是吞下苦涩的柠檬，不同的选择对老化的影响很深远。科学界对老化的主流观点还是细胞的DNA逐步遭受破坏，致使细胞老化或功能障碍，但最新研究发现，端粒可能是罪魁祸首。端粒是染色体的末端，也是染色体的保护套，保护染色体的完整性。不过，随着细胞分裂次数的增加，染色体的端粒就会越来越短，短到一定程度后，细胞将停止生长，进入老化或衰亡。

老化可以减缓，甚至可以逆转

诺贝尔生理学或医学奖得主伊丽莎白·布雷克本（Elizabeth Blackburn）发现，端粒其实可以延长，并证明老化可以减缓。她所著的《端粒效应》一书中指出，细胞早衰不但可以避免，甚至可以逆转。

端粒不只是会执行遗传指令，也会听从你的指令，这指令来自你吃的食物、你的运动量、你对情感冲击的反应等，这些都会决定你的细胞老得快一点或慢一点。

我的这一经历见证了慢老。年近30岁时，觉得需要建立良好的运动习惯，同事都在公司附近跳有氧舞蹈，我就跟着去。

由于我是新生，被老师安排在第一排，没想到刚开始跳没多久，眼前一黑，我就默默挪到教室后面扶着墙蹲下来。等到觉得好多了，我又回原位跳，不一会儿又眼前一黑，我再度默默地挪到教室后面，然后就离开了教室。原因可能是我心跳过快或不规律，心脏供血不足。

前一阵子朋友邀请我去跳尊巴减肥舞。一开始，先跟老师说可能会有上述情形，如果我提前离开，请不要介意。这次音乐声音很大，但自己可以从头跳到尾，还很享受这次运动。

我才发现，原来我五十岁时的体力比二十几岁时还好。

慢老的过程并不是要你仿佛进入海军陆战队，咬紧牙关拼命训练，而是以最新科学为根据，重新建立饮食、运动、睡眠、生活、防病、情绪管理等方法。而慢老的原则是科学的、生活的和实践性的。

到了这个年纪，一大堆同龄的朋友喜欢分享养生保健资讯，但这些资讯常常是来路不明甚至可疑的。《慢老》这本书都是基于最新的科学研究，至少是目前值得信赖的。但科学要用出来。我也常听朋友说，哪些可以吃、哪些不能吃，其实我的想法和做法是都可以吃，只是需要一点技巧，这本书就是分享这些技巧的。

知道是一回事，做又是一回事。例如我身为瑜伽老师，当然知道瘫在沙发上看手机不好，但如果回家还是这样做，腰酸背痛在所难免。所以勇于实践是慢老的又一原则。

不用抗老，可以慢老

其实我很不喜欢许多人或媒体对老的描述，例如抗老，感觉"老"是要对抗的状态。很多人都在追求逆龄、冻龄甚至童颜，你拿岁月怎么办？

如果我们每天看起来不错，感觉也不错，做自己喜欢做的事，做对自己有益的事，喜欢这样的自己，这样的老有什么不好？

我认为，自己可以做自己的典范，告诉大家：不用抗老，可以慢老。

习惯让身体做主，让身体决定什么最重要，这个过程并不难熬，反而会上瘾，而且将得到一个全新的自己。

运动：一定要动，离开椅子都算数

世界卫生组织指出，活动不足已成为影响全球死亡率的第四大危险因子，仅次于高血压、抽烟和高血糖。全球超过320万人的死亡原因归因于静态生活。

不爱运动的人很多。据调查，台湾高达72.2％的人无规律运动习惯。人们不运动的原因很容易猜，"没有时间"占第一，其次是工作太累，第三是懒得运动。

每天都有一千个不去运动的理由，但运动值得你抽出时间，因为运动能逆转老化。加拿大和美国的研究团队对65岁以上的受试者进行为期6个月的肌力训练，并在6个月后用这些人的大腿肌肉细胞与平均22岁的受试者的肌肉细胞进行比较，发现受试者的肌力不仅增加了50％，更令人惊讶的是，肌肉细胞的基因表达几乎和年轻人一样。

但要做什么运动呢？理想来说，运动不能"偏食"，有氧、抗阻力、拉伸、平衡等运动都能带给身体好处。过去我们被教育，运动至少要持续30分钟，心跳要达到一定程度才有效。但由于静态生活危害过大，美国卫生与公共服务部公布的最新运动指南，使运动的定义变得简单，连停车停远一点、遛狗等都算。

上一版的运动指南希望人们每周至少能有75分钟的高强度有氧运动如跑步，至少有150分钟的中度有氧运动如健走，或二者综合，也希望能每周有2天类似举重的肌力训练。

新版运动指南建议的运动时间长度没变，关键的改变是只要动就算数，例如用爬楼梯取代乘电梯、遛狗等，因为单一的活动也能降血压、减少焦虑、增进睡眠品质等。不过美国官方依旧希望从事这些活动时至少持续10分钟。

让运动容易一点。根据美国卫生与公共服务部调查，高达八成的美国人运动量不够，因此增加了抑郁症、和年龄相关的疾病（包括阿尔茨海默症）的发病风险。

虽然最短有效运动时长常常被专业人士争论，但都暴露一点：统一的健康标准很难应对不同人群的需求。健壮、有运动习惯的人可能需要更长的运动时长才能达到相同的运动效果；完全没有时间运动的人，站起来深蹲3分钟对他们来说也很有帮助。

不要让时间成为你不运动的借口和障碍。善用零碎时间，不用换衣服、不用挑场地，在办公区热饭、等车、会议中都可以运动。想要老得慢，离开椅子都算数。

饮食：体重真的不是重点

"无论你现在体重多重，千万不要减肥。"澳大利亚营养师恩盖尔·霍宾斯（Ngaire Hobbins）在《吃对了，帮你抗老化》大声呼吁，一旦进入60岁，节食减肥不是好事。

因为体重减轻，肌肉跟着流失，肺炎或跌倒之后失能卧床反而增加短命的风险。不过若因为疾病原因需要进行管理体重，应积极配合医生。

除了体重不是重点外，怎么吃也比吃什么重要。因为一个人吃饭，容易草草了事，吃得快、咀嚼少，神经传导物质血清素分泌也会减少，这会提高抑郁症的风险；而吃得快，唾液分泌减少，也给肠胃带来负担。"孤食"（一个人用餐）是迈入老龄化社会的国家和地区必将面对的。还要提醒大家，不要轻易相信任何被追捧的食物、所谓的健康食品或饮食法。身体是一个复杂的机构，不需要把这些超级食物或饮食法当保单，吃营养多样的天然食物最好。

睡眠：定时上床、起床比睡多久更重要

睡得饱的人眼睛明亮、充满活力、皮肤有光泽。睡不好的人颓靡不振、皮肤暗沉、无精打采。

很多人因睡眠问题服用安眠药。麻烦的是，越来越多的因素让我们睡不好：压力、作息不规律、太晚还喝咖啡等一直以来都是失眠的原因，现在加班、刷手机甚至房间的小夜灯，都成为干扰睡眠的因素。

一个人到底需要睡多久才健康？就像穿鞋尺码不一，每个人都会有最适合自己的睡眠时长。然而，睡眠规律比时长更重要。

按掉闹钟或手机闹铃，睁开眼开始新的一天。身体里也有这样的时钟设定，叫昼夜节律（即生物钟）。身体喜欢能预期的事，许多运作绕着睡眠习惯走，例如三餐或是被称为压力激素的皮质醇，也是在白天升高，夜晚逐渐下降。

规律，才是高效睡眠的法则。在同一时间上床睡觉、同一时间起床，周末也一样。因为研究发现，周末补觉，越补越胖，还会增加罹患心脏病的风险。

防病：提早预防，缩短抱病寿命

疾病可以预防，也一定要预防。许多人退休后参加同学聚会时发现，聊天的内容多是某人年轻时辛苦打拼，享福的年纪不是旅游放松，而是去医院报到。

就如脑卒中一旦发生，人生就此变色，脑卒中造成的失能更成为致残的重要原因，带给幸存者严重的后遗症与照顾者极大的负担。

但脑卒中已经被证实九成的风险都可预防，靠你日日夜夜地实践，就能减少卧床之苦。发表在《柳叶刀》最新的研究显示，九成的脑卒中都是可预防的。研究人员发现，十项可控的危险因子占全球脑卒中原因的90%（见表1）。不只是脑卒中，失智[1]、心脏病等，采取正确措施，都可能提前拦截，而且方法比你想象的简单，例如正确刷牙和使用牙线，就可能降低失智的风险。

1　失智，即大家常说的"痴呆"，这里保留原书叫法。后面提到的"失智症"就是"痴呆症"，包括大家熟悉的老年痴呆，即阿尔茨海默症。——编者注

慢　老

生活：慢老的日常，从改造环境开始

实践慢老，从起居环境开始，生活环境不仅会影响我们的感受，也影响我们的生活和生命品质。不管是外界大环境，还是个人居家小环境，我们工作、居住、玩乐的地方都和我们息息相关。每个人面对环境的反应不同，有人容易过敏，有人容易不耐受，为了慢老，就得改造这些影响因素。

科学家已经发现，厨房凌乱的人更容易乱吃乱喝，也容易发胖；"女汉子"会把工作、家事都扛在肩头，包包越拿越大，压力也就越来越重，久而久之肩颈疲劳酸痛甚至上延成头痛。

人们往往对这些不良的生活环境习以为常，这些"不良"却和各式各样的疾病和老化有关。打开窗晒晒太阳，改造环境，包括整理每天携带的背包，让居家环境和工作环境井井有条，避开可能风险，是每天都要积极面对的课题。

情绪：就是这些性格让你显老

不管你是天生悲观，或爱钻牛角尖，或只是爱抱怨，你可能觉得这就是你的性格，但它们会让端粒变短。

压力来临时，身体会产生压力激素皮质醇或肾上腺素，使心跳加快、血压上升，帮助身体面对压力，身体以为你在被老虎追，其实你只是赶不上公交车而已。但如果身体长期处于警戒状态，细胞端粒会越来越短，端粒酶也会不足，这些压力反应会加快人体老化速度。

虽然我们无法控制外界压力，但能控制自己面对压力的反应。越来越多的研究发现，正念、静坐可以帮助人们觉察自己的情绪反应，即使无法阻止这些负面想法，也可增强抗压性。

表1　脑卒中的十项危险因子

危险因子	比例
高血压	48%
缺乏活动	36%
高血脂	27%
不健康的饮食	23%
肥胖	19%
抽烟	12%
心脏病	9%
压力	6%
过量喝酒	6%
糖尿病	4%

资料来源:《柳叶刀》

本书内容由《天下》杂志博客专栏增删改写而成。本书并非提供抗老小百科，也不可能有一套所有人都适用的模式，而是提供最新的科学建议，让人们重新审视过去，做出慢老的决策。

慢老、不显老，背后不只是外表年轻，而是你为了自己的人生设立了保护伞，活得自律，并勇于实践，享受生命。老化的过程可以缓慢且出乎意料的优雅。

快老或慢老，这是你的选择。

PART 1

运动

一定要动，
离开椅子都算数

1.1 身体变老的证据就是下肢肌力衰退

好久不见的学弟邀你打篮球，孩子学校的运动会突然要亲子大接力……即使有些人年轻时是体育健将，上岁数后一跑、一跳，赫然发现跌倒、受伤时常光顾。

不常运动，一运动就跌倒，原因通常有以下几点：

◆年龄渐长，神经与肌肉的连接退化。

◆运动不足，肌肉量与肌力下降。

◆关节柔韧度下降。

◆热身不足。

随着年龄增长，身体运动功能下降最快的就是下肢肌肉。研究发现，一过20岁，下肢肌肉量比上肢与躯干流失更快，也就是说，老化先从腿开始。

日本顺天堂大学运动医学研究所教授樱庭景植认为，下肢肌力衰弱的标准是大腿前侧的股四头肌。股四头肌在25岁发育到顶点，之后就开始流失，60岁左右，股四头肌的肌肉量会比25岁减少60%。樱庭教授还发现，如果受伤打石膏，2周不用大腿肌肉，大腿内侧的肌力下降约14%，股四头肌下降约20%。

更别说老年时生病卧床，只要卧床一天不动，代表心肺功能的最大摄氧量就下降0.9％，所以日本自古以来有"躺一天，寿命少一天"的说法。

大腿的股四头肌是身体行动的基础，负重、奔跑、攀爬都需要腿部肌肉支撑。幸运的是，运动不足导致的肌肉衰弱能靠运动训练回来。

樱庭教授接受采访时表示："一般人常用脸上的斑点或皱纹来判断年轻与否，但真正让人显老的主要还是身体的活动力与灵活度。简言之，大腿股四头肌的肌力与肌肉量才是决定年轻与否的关键。"

肌纤维会随着年龄增长而衰老，肌纤维分为慢缩肌纤维和快缩肌纤维，前者负责肌耐力，后者负责短时爆发性的动作，肌肉里二者混合存在，每个人的比例也不同。一般而言，爆发性动作的快缩比较容易老，因此随着年龄增长，人们的敏捷度会越来越差。

例如，追公交车或跑步转弯时会跌倒，都是肌力下降的象征。认识到这一点，一开始可能会很震惊，难以接受，但它确实是肌力衰退的证据。

你的下肢肌力是否比你老

下肢肌力测试通常用坐姿起立十次来测试（见表2）。以四十几岁的男性为例，7秒以下速度算快，8~10秒为普通，11秒以上则提示应该开始注意维持肌力了。

背打直坐在椅子上，双手交叉于胸前，双腿完全伸直站起，再坐下回到坐姿算一次，记录做十次需要多久。

表2　下肢肌力测试表

速度（秒） 年龄（岁）	男			女		
	快	普通	慢	快	普通	慢
20~39	~6	7~9	10~	~7	8~9	10~
40~49	~7	8~10	11~	~7	8~10	11~
50~59	~7	8~12	13~	~7	8~12	13~
60~69	~8	9~13	14~	~8	9~16	17~
70以上	~9	10~17	18~	~10	11~20	21~

资料来源：日本厚生劳动省健康促进运动指标

不用测试，从日常生活里也可以看出端倪，肌力下降的人平常上下楼梯也会喘，因此他们会尽可能乘电梯，避开走楼梯。

锻炼下肢肌力除了训练，别无他法。事实上，坐着、站着、躺着也都可以练，不见得非要去健身房。以下提供3个锻炼下肢肌力的简易练习。

- **直膝抬腿**

仰卧平躺，单脚回勾，直膝上抬，空中停留5秒后放下，换脚。每天练习100组，并依体能增减。

- **弓箭步**

双手叉腰，向前跨一大步，前后脚与骨盆同宽。双脚稳定后垂直往下蹲，上半身挺胸缩腹且与前脚大腿呈90度，前脚的膝盖也维持90度，前侧膝盖不超过脚尖，且膝盖对准第二或第三脚趾。维持5秒，起来时上半身保持与地面垂直，稳定后换脚。此动作可加强大腿前后侧肌群的肌力。

- **靠墙静蹲**

两脚分开与肩同宽，背靠墙壁站好，双脚往前踏一大步。将体重平均分配在两条腿上，缓慢下蹲，直到身体与大腿、大腿与小腿都呈90度。持续1分钟，或依目前体能增减。此动作可以增强下肢肌力。

实际上，身体绝大多数活动取决于腿部有没有力量，想要慢老，就从训练大腿肌肉开起吧。

小腿肚是保命关键，
"投资"肌肉永不嫌晚

不怕死，但怕失能受罪，这是很多老年人内心难以言说的恐惧。事实上，失能可预防，也一定要预防。

日本筑波大学运动医学研究所教授久野谱也在接受采访时表示，**健康到老的关键就是，管理肌肉。**

如果平常不运动、不锻炼肌肉，肌肉会随着年龄衰弱，运动功能和体力也随之衰退，一旦不能走或跌倒，卧床的风险就会增高。相反，若积极锻炼肌肉，就能延长老年后"自力更生"的时间。

肌肉在40岁之后每十年平均减少8%，大腿肌力则在40岁之后每十年下降10%~15%。虽然锻炼肌力并非拒绝失能的唯一条件，但肌少症已经是高龄医学领域热门的研究议题。

有研究发现，台湾老年人肌少症发生率为7.3%，约19万人。过去人们常将焦点放在骨骼健康，却忽略肌肉力量不足同样会加重骨关节的负担，身体退化速度跟着加快。现今肌少症受重视的程度如同十年前的骨质疏松症。

2018年，欧洲肌少症工作小组对肌少症建立新的共识，确认低肌肉强度是肌少症的关键因素，也提供了更精准的计算并确认不同肌少症的方法。

萝卜腿能保命

肌少症还有一个具体指标，你可以弯腰试试。日本厚生劳动省前事务次官辻哲夫参加《康健》杂志举办的高龄论坛时表示，老年人一旦罹患肌少症，将很难恢复。

日本东京大学饭岛胜矢研究指出，简单测试肌少症的方法为：**将双手拇指与食指围着小腿肚圈起，若小腿肚与圈起的空隙很大，就可能罹患肌少症。**许多年轻女性不喜欢萝卜腿，殊不知现在那块"萝卜"肌肉正是保命的关键。

幸好，做对运动、吃对食物就是正确的"肌肉投资"。

并不是老年人不爱运动，清晨年轻人还在被窝里，老年人已经占领公园散步去了。只是过去对老年人运动不强调强度，现在发现强度至少要中等以上，只是散步、甩手、做操等恐怕不够，要有点累、有点喘、有点辛苦，但是不至于做两下就放弃，才是强度适中的运动。

要阻止肌肉衰退，需要做抗阻力运动。抗阻力运动是针对如核心肌群、下肢、上肢等大肌群的训练。平常有空时，可以举哑铃或推墙壁来锻炼手臂肌肉；也可以坐在椅子上或床上，悬空抬腿锻炼下肢肌群；随时提醒自己如闻到花香般抬头挺胸，以及缩下巴及缩小腹，都是在锻炼核心肌群。

配合正确的饮食练肌肉，将事半功倍。多吃富含蛋白质的食物，如鸡蛋、瘦肉、大豆及牛奶等，这些食物有助于长肌肉。因为骨骼和肌肉相辅相成，所以也要注意摄入充足的维生素D和钙。如果每天晒15分钟太阳，吃富含钙质的食物，如牛奶、黑芝麻、豆类、深绿色蔬菜及小鱼干等，将有助于骨骼健康。

人生下半场想怎么过？是待在家里唉声叹气，还是潇洒到处走，就看你现在对肌肉的"投资"够不够。

1.3 站起来！一天站3小时，一年抵过十趟马拉松

对每天被工作、生活追着跑，没时间、没动力运动的人来说，有个好消息，英国医师建议，每天站3小时，一周五天，抵过一年跑十次马拉松。

英国国家健康研究所首席顾问迈克·洛斯莫尔（Mike Loosemore）指出，认为微活动没什么用的人，大错特错。只要站着，全身肌肉都在支撑身体重量，这就是去逛博物馆没做什么事，却累得半死的原因。只要站着并养成习惯，就能降低心血管疾病、糖尿病甚至癌症的风险。

"只要一天站3小时，一周五天，所消耗的热量等同于一年十次马拉松。"他在英国BBC频道《今日》节目上说道。

这是怎么算出来的？下面我们以体重120磅（约54千克）的人为例计算。

体重120磅（约54公斤）站1小时，能比坐着多燃烧38千卡热量

以工作日计算，一周五天：

$$5 \times 3 \times 38 = 570千卡$$

一年以52周计算：

$$52 \times 570 = 29640千卡$$

相同体重的人跑一趟全程马拉松，约消耗2500千卡热量，十趟为2.5万千卡。

坐1小时，等于抽两根烟

过去我们认为，久坐只会让屁股变大或腰酸背痛，现在久坐已经成为全球性的公共卫生议题。澳大利亚昆士兰大学研究发现，坐着看电视1小时的伤害，约等于抽两根烟，也就是少活22分钟。

因为久坐和脂蛋白脂肪酶活力锐减有关。脂蛋白脂肪酶可分解脂肪作为肌肉的燃料，当这种酶减少，会导致血液中甘油三酯和脂肪酸浓度上升，因此提高心脏病的风险，也会导致餐后血糖浓度骤升，后者是糖尿病的温床。换言之，久坐已经成为新世纪健康杀手。

美国《国家癌症研究所学报》（JNCI）刊登的一项大规模研究证实了久坐和癌症、糖尿病及心血管疾病都有关系。该研究发现，久坐会增加24%罹患结肠癌、32%罹患子宫内膜癌、21%罹患肺癌的概率。

近年来也发现久坐和失智有关。加拿大麦克马斯特大学曾调查超过1600人，该研究发现，罹患阿尔茨海默症的人通常带有载脂蛋白E（ApoE）基因变异，就算没带这种基因，久坐的静态生活也会增加失智风险，甚至完全抵销健康基因带来的保护作用。

研究发现，上班族每天平均坐着的时间达6小时，而且不只是上班，70.2%的上班族下班后依旧"保持坐姿"至少3小时，也就是说上班久坐，回家继续坐。

站起来，有意识打破静态生活

一天站3小时，并非要你收掉椅子，持续站3小时工作或开会，而是有意识地打破静态的生活方式。

例如，要和同事沟通，走到他工位旁和他讲话，取代网上联络；购物则到百货公司逛逛，取代网购；订餐叫外卖选择自取不要外送，吃饱饭后溜达溜达而非坐着刷手机；乘公交车让座不仅是美德，你的身体也会对你说谢谢。

要慢老，站起来是最应该养成的习惯。

1.4 一天一万步，对身体不见得有好处

要想慢老就要动，除了站起来，许多人用手机或其他计步设备打卡"每天万步"，但现在这个健康常识也受到了挑战。

在日本东京都健康长寿医疗中心研究所担任运动科学研究室室长的青柳幸利所著图书《走不得》一经上市便引起日本社会的热议，因为书中的论点冲击一般人的认知——"一天一万步"的健康常识。

青柳室长花了15年追踪调查日本群马县5000人，研究发现，一天走一万步非但对身体没有好处，甚至会缩短寿命。

他在书中以旅馆老板娘得骨质疏松症为例，旅馆老板娘每天在旅馆忙进忙出，一天很轻易就能达到一万步，但都是不用抬起脚的小滑步，不具运动强度，加上整天在室内晒不到太阳，因此无法维持正常骨密度。

更令人意外的是，他提出走太多还对健康有害。

年轻人一天一万步不难，但一过40岁，肌力与体力都下降了，平常一天走不到两千步，突然要达成一万步，导致隔天疲惫不堪，甚至因大腿股四头肌衰弱，膝关节先发出警报。因为走太多导致膝关节疼痛，没找回健康，先到康复科报到。这些身体发出的警报，就是走太多的证据。运动过度还会造成免疫力下降，容易感染疾病。

无独有偶，在地球另一端，英国约翰斯·霍普金斯大学研究人员格雷格·海格（Greg Hager）博士在美国科学促进会年度大会上提出，设定一天一万步为健康目标，弊大于利。因为对老年人来说，在生理上做不到，从而造成伤害；但对某些人来说，一万步运动量又太低。

走路步伐比平常大十厘米，就能锻炼肌力

那到底该怎么走才能维持健康又不伤身？青柳室长提出解方。他认为，运动要兼顾量与质，因此提出走路黄金定律：每天走八千步，加上20分钟的中等强度运动。因为过去关注于"步数"，只是量，应该强化运动品质，就是运动强度，通过强化运动强度，刺激骨质与肌力。

他提出的中等强度运动，可采取深蹲、快走、爬楼梯等，每天连续20分钟或累积20分钟皆可。

中等强度运动之所以重要，因为减肥除了需要有氧运动，锻炼肌肉才能提高基础代谢率。不去健身房，日常生活也能实现健身效果，例如走路时步子大一点、快一点，爬楼梯时一步爬两阶等，就能锻炼到大腿肌群。

他的同事金宪经则将走路的黄金定律理论"落地"，提出只要走路步伐比平常大十厘米，加快速度，增加脚跟接触地面的压力，就能锻炼肌力。

此外，前面提到那份长达15年的追踪资料，还为青柳室长带来其他的启发，包括抑郁症。

他发现这份调查中，罹患抑郁症的人几乎都有两个特征：一是每天走不到四千步，二是几乎完全没做中等强度运动。因此他建议，若要预防抑郁症，每天要在阳光下走四千步。因为得抑郁症的人多日晒不足，体内生理钟紊乱，作息不规律。而中等强度运动能让体温上升，也能改善睡眠质量。

健康慢老就要动，但要动得聪明、动得对，才是长久之道。

1.5 身体不老，髋关节决定——"走路力"你有吗

无论活到多少岁，都希望能用自己的脚走路，探索世界的美好。要达成这个心愿，除了锻炼肌肉外，另一个关键就是维持髋关节健康。

髋关节是人体最大的关节，无论蹲、跑、跳、跪，都有赖髋关节，它是身体常被使用的关节之一。髋关节一旦严重磨损，不但让你寸步难行，就连你想在绿灯转红灯前过完马路都难。

在日本，每年做600例人工髋关节置换手术的石部基实，著有多本畅销书，他认为维持髋关节健康，最重要的就是打造"走路力"。

"髋关节也是关节，本质上是骨头和骨头连接的地方，因此，无法锻炼髋关节，只能维持健康，不伤害髋关节。所以，用对髋关节，选择负担最少的走路方式极为重要。"石部医师对媒体说。

他在《不老的身体由髋关节决定》一书中倡导良好步行法。良好步行法的关键就是走路时脚跟先着地。无论落地的是哪只脚，脚跟着地之后，顺势重心往前移到前脚掌，接触地面的脚跟离地的同时，另一只脚的脚跟也着地。随着往前移动，体重平均地分配到两脚。若走路时前脚掌先着地，体重容易压在单只脚上，给髋关节带来更大压力。

用这种步行法走路，脚跟一接触地面，重心就往前移，由下半

身尤其是大腿与小腿肌肉支撑，减轻对髋关节的冲击。"如同汽车的安全气囊对抗冲击，同时保护髋关节与膝关节。"石部医师说。

健走时若还能正常聊天，表示强度不够

此外，在各种运动中，石部医师最推荐健走，而且建议每周3天。如果能建立每周健走3天的运动习惯，可提升心肺功能和摄氧能力，同时也能减少体脂肪。许多研究早已证实，健走也能降低"坏胆固醇"低密度脂蛋白胆固醇，提高"好胆固醇"高密度脂蛋白胆固醇，还能降血压。

但健走要有效，重点不是走万步，而是速度。如果健走完，完全没有流汗，或是还能和同伴边走边聊天，表示强度不够，没有达到运动效果。建议健走最开始的5分钟，可以用平常走路的速度热身，之后就加快步伐，达到有点喘的程度。

不过，如果髋关节开始疼痛，则要及时就医。髋关节最常见的疾病就是退行性髋关节炎，这是一种和年龄相关的疾病，好发于老年人。

当感到髋关节疼痛，往往已经有点严重了，若有以下症状，务必保持警觉：

◆从椅子上站起来，觉得髋关节有点怪怪的。

◆腰痛，去医院照 X 光却显示正常。

◆走路30分钟以上，髋关节会疼痛。

◆做家务活或久站时，髋关节会疼痛。

◆睡觉时因髋关节疼痛而翻身。

◆穿袜子或剪脚指甲有点困难。

◆上下楼梯髋关节会痛，需握扶手。

◆随着年龄增长，下半身变短，身高变矮。

再次提醒，自己的髋关节自己救，从减少髋关节负担，正确走路开始。

1.6　21天碎片时间运动，慢老一辈子

上班累死，下班带娃，去健身房锻炼、去校园慢跑，根本不可能。有没有利用碎片时间运动，同样有效果的方法？

美国卫生与公共服务部公布最新运动指南：一个健康的成年人每周至少进行150分钟的中等强度有氧运动，再加上至少2天的大肌群抗阻力训练。

理想上，运动不能"偏食"，有氧、抗阻力、伸展、平衡训练都很重要。

但许多人认为骑自行车、做瑜伽、慢跑或去健身房撸铁，坚持一种运动就行，毕竟身边的人很多回家后就瘫在沙发上刷手机，连一种运动都没做。

不过，长期以慢跑为运动习惯的人，可能心肺功能较佳、下肢强壮，但上半身、核心肌群缺少锻炼；而瑜伽练习者可能柔韧度甚佳，但一爬山可能就气喘吁吁，因为平常很少训练心肺功能。

运动可以零存整付，动就对了

好消息是，运动可以零存整付。最新运动指南指出，一周150

分钟的运动量可以积累，连停车停远一点、遛狗、爬楼梯都包括在内，只要总运动时间够了就算数。运动总比不动好！

不要让时间成为你不运动的借口，善用碎片时间，将空出来的每一分钟都用来锻炼身体，不用换衣服、不用挑场地、不用找专业教练，随时随地动起来。

正因为习惯养成不易，用各种方法帮助自己，如手机上有许多帮助习惯养成的打卡软件。

当然，任何好习惯的习得都很难，告诉自己，运动比工作更重要。

1 放松肩颈

第一天先感受运动的美好，舒缓肩颈酸痛的小毛病。双手十指互扣，放在后脑勺。两手肘如翅膀般张开。保持5个呼吸。

双手十指互扣，放在后脑勺，后脑勺躺在手心里

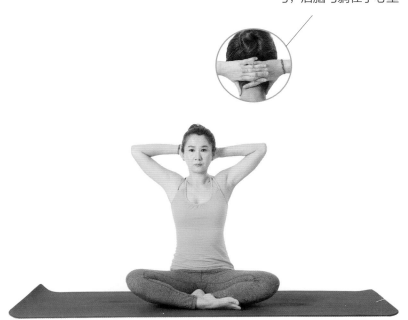

2　解决下背痛

　　躺在床上，双手将右膝抱向胸口，放至左边身侧地板，头和手转向右边，保持5个呼吸，身体回正；换左脚操作。

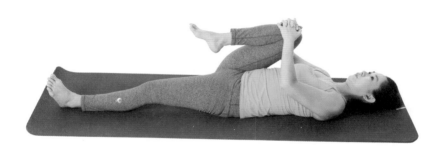

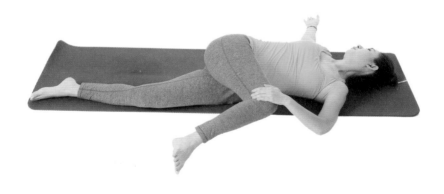

3　放松脊椎，解决全身失衡

　　四足跪姿。肩膀在手腕正上方，两膝与骨盆同宽，十指稳稳撑住地板。手掌推地面，使脊椎延伸，背部不要往上拱，也不往下塌。吸气时从骨盆发动，翘臀挺胸，吐气时背部往上顶，下背、中背、上背依次放松，配合呼吸做5次。

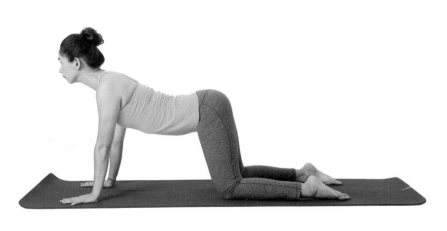

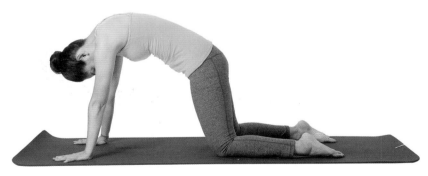

4 高弓箭步，锻炼下半身肌力

　　先建立身体最大肌群的肌力。左脚往后跨一大步，前脚膝盖弯曲，前膝对准第二或第三脚趾，后脚大腿前侧的肌肉往上提，双手与肩同宽上举或合十。吸气时身体往上，吐气时身体往下，做5组。换脚再做5组。或依自己的体力增减次数。

注意前膝与地面
呈90度

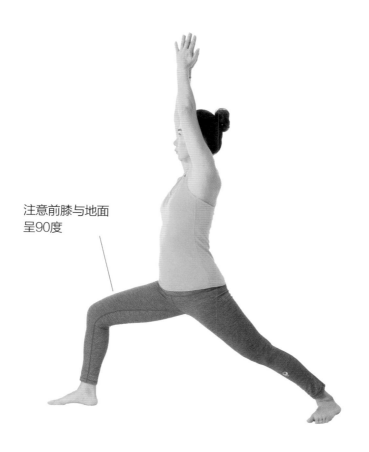

5 锻炼心肺功能及下半身肌力

地铁换乘时尽量不搭扶梯，全程走楼梯。坐公交车时提前两站下车，快走到目的地。开车时不要直接停到目的地，停在距离目的地5分钟的地方。不要走着走着变成散步，尽量跨大步走，感觉微喘，达到可以讲话但不能唱歌的程度。

6 伸展＋心肺晨练拜日式A

如果早晨只留给自己5分钟，先慢慢练习瑜伽的拜日式A，调匀呼吸后，再去上班，保证一整天神清气爽。

- **拜日式A**
1. 站姿，两脚稳稳站立，肩膀放松，调匀呼吸。
2. 吸气，双手向上延伸过头，抬头，眼睛看向手的方向。
3. 吐气，身体前弯，双手碰地，膝盖也可以微弯。
4. 吸气，脊椎延伸半前弯，指尖点地，柔韧性好的人可用手掌贴地。吐气，双手平贴在地上。

5. 双脚往后，核心肌群收稳，身体改为平板式。手肘靠近身侧，手肘向后，有控制地往下，胸口贴地。

6. 吸气，身体往前滑，手肘微弯，胸部往上延伸，来到眼镜蛇式。

7. 双脚踩地，臀部往上、往后延伸，来到向下看的狗式。保持5个呼吸。

8. 吐气，膝盖微弯，头抬；吸气，脊椎延伸为半前弯姿势。

9. 吐气，身体前弯。

10. 吸气，双手往上延伸过头。吐气，双手回到身体两侧，头回正。

扫二维码看视频

1 站姿，两脚稳稳站立，肩膀放松，调匀呼吸。

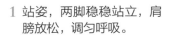

2 吸气，双手向上延伸过头，抬头，眼睛看向手的方向。

3 吐气，身体前弯，双手碰地。若需要，膝盖可以微弯。

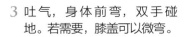

4 吸气，脊椎延伸半前弯，指尖点地，柔韧性好的人可用手掌贴地。吐气，双手平贴在地上。

5 双脚往后，核心肌群收稳，来到平板式。

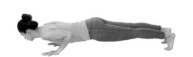

慢　老

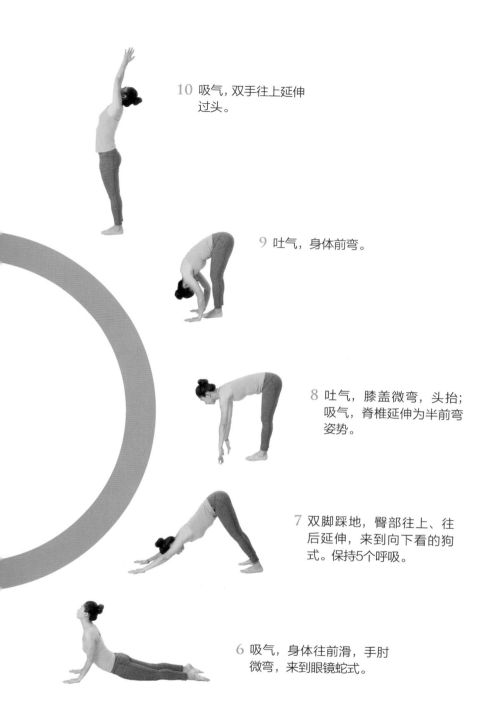

10 吸气,双手往上延伸
过头。

9 吐气,身体前弯。

8 吐气,膝盖微弯,头抬;
吸气,脊椎延伸为半前弯
姿势。

7 双脚踩地,臀部往上、往
后延伸,来到向下看的狗
式。保持5个呼吸。

6 吸气,身体往前滑,手肘
微弯,来到眼镜蛇式。

7 跪姿平板，锻炼上半身肌力

上班族很少有机会锻炼上半身肌力，于是讨厌的"蝴蝶袖"如影随形，夏天永远要加件小外套遮手臂；而且手臂没力，抱孩子或拿重物就会前倾，容易腰酸背痛。

如何告别"蝴蝶袖"？

首先来到四足跪姿。肩膀在手腕正上方，臀部在膝盖上方，十指像扇子般张开，稳稳地撑在地板上。重心往前移，弯手肘使手肘靠近身体。吐气，身体有控制地往下到一半，再往上，吸气，为一组。依体力练习，目标为5组。

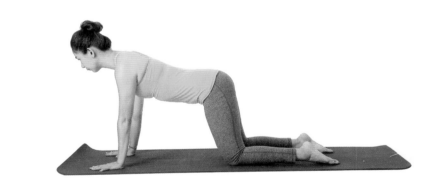

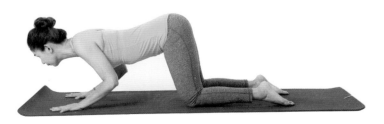

慢　老

8 半船式锻炼核心肌群

紧实核心肌群，不仅是为了瘦小腹，还让你的身体更挺拔，不易出现腰酸背痛或闪到腰。

取坐姿，双膝并拢踩在前方。核心肌群收紧，双手放在臀旁或后方约一个手掌处，或任何可支撑自己的地方。吸气，小腿上举与地面平行，将注意力放在核心部位，腰部不要向后倒。身体稳定后尝试双手离地，向前伸直与小腿平行。保持5个呼吸。

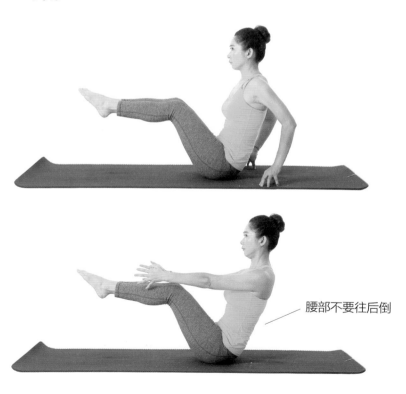

腰部不要往后倒

9 放松臀部

取四足跪姿。肩膀在手腕正上方，膝盖和骨盆同宽。左脚踏到左手外侧，吸气，骨盆往前推；吐气，骨盆往后，将意识放在臀部，放松肌肉。5个呼吸后换脚练习。

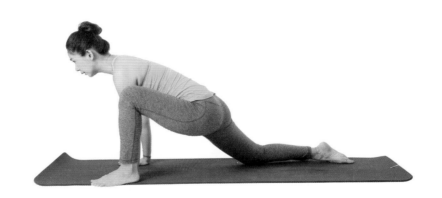

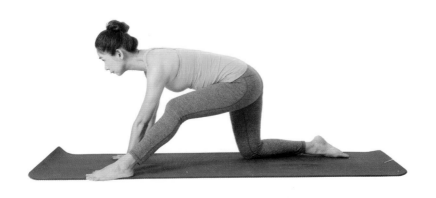

10 树式练平衡

  站姿，重心移到左脚，右脚跟放在左脚踝上，可用手将左脚上移至小腿或大腿内侧。双手在胸前合十或上举过头，肩膀下沉，眼睛凝视一点，保持5个呼吸。然后换脚练习。

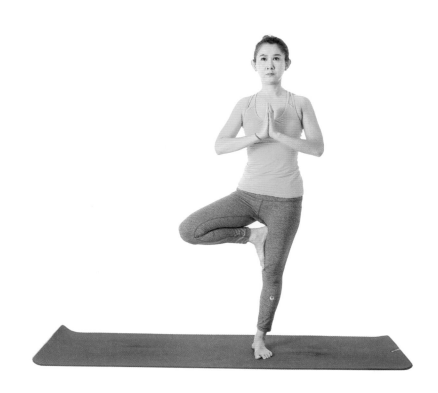

11 桌式练核心+手臂

坐姿，双膝平行在身体前方。手掌置于臀旁或后方约一手掌处，双肩往外转，确认能支撑身体。核心部位收紧，挺胸、肩胛骨微夹，抬起臀部，目标是腹股沟和大腿平行。可以动态上下活动或保持5个呼吸。

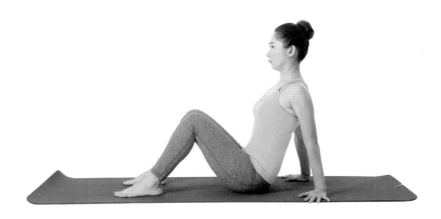

目标是腹股沟和大腿平行

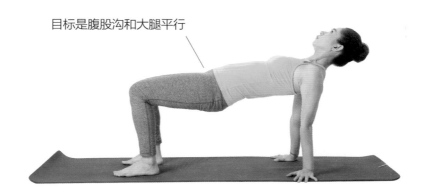

慢　老

12 侧弯解决腰酸

坐姿。右手往左侧延伸，左手伸向左侧支撑身体，往左侧弯，右边坐骨稳稳地坐住，感觉侧身伸展。保持5个呼吸后换边练习。

坐骨稳稳坐住

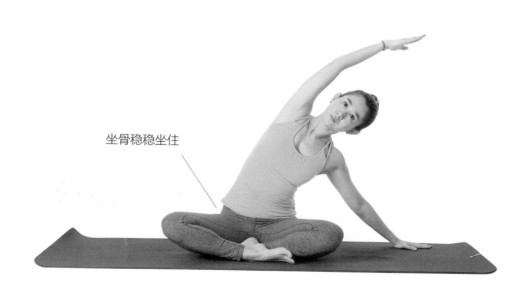

13 桥式，打开胸、肩膀，纠正含胸驼背

桥式取躺姿。脚跟靠近臀部，约中指可以碰到脚跟的距离。吸气，两脚稳稳踩地，用大腿前侧的力量将身体带离地面，持续将腹股沟往上推，保持5个呼吸后，脊椎再一节节慢慢放回地面。

用大腿前侧的力量
将身体带离地面

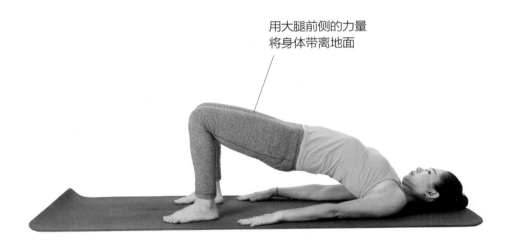

14 练核心，肘撑平板式

　　手肘放在肩膀正下方，手肘往下压并往外推，感觉肩膀稳定。用手肘和脚趾撑起身体，核心肌群收紧，身体中段不要拱起或下垂，保持5个呼吸。切记，这个动作不该造成腰酸或腰痛，要量力而为。宁可渐进式拉长时间，也不要一次练习太长时间而造成腰伤。

身体中段不要拱起或下垂

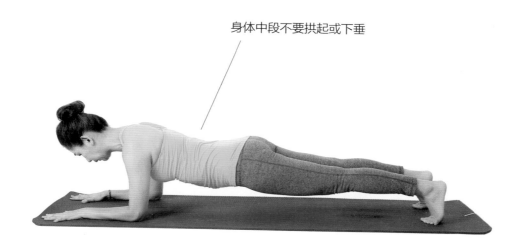

15　心肺+下半身训练

坐地铁时不要搭手扶梯，而是走楼梯，并且全程仿佛要冲刺打卡一样，每一层楼梯都连跑带跳（一步上两层台阶）奔出地铁站。要感觉呼吸粗重，大腿疲乏。注意安全，不要撞到旁人。

16　伸展+心肺晨练拜日式B

如果已经熟悉拜日式A，现在晨练可以加入拜日式B，你可以视自己的时间与体力而定，如练习3次拜日式A与2次拜日式B等。

* **拜日式B**

1. 站姿，两脚稳稳地站在地板上，肩膀放松，调匀呼吸。
2. 从髋关节发动，臀部往后坐，双手往上延伸，来到半蹲的幻椅式。
3. 吐气，身体前弯，双手碰地，膝盖可以微弯。
4. 吸气，脊椎延伸为半前弯，手指点地，柔韧性好的人可以手掌碰地。

5. 吐气，双手贴地，双脚往后蹬，核心肌群收紧，成平板式。

6. 吸气，身体往前滑，手肘微弯，胸部往上延伸，来到眼镜蛇式。

7. 吐气，双脚踩地，臀部往上、往后延伸，来到向下看的狗式。

8. 左脚向内转45度，右脚往前至右手腕内侧。吸气，双手往上延伸，来到勇士一式。

9. 吐气，前脚收回。手撑地，核心肌群收紧，再次来到平板式。

10. 胸部贴地，吸气，身体往前滑至眼镜蛇式。

11. 双脚踩地，臀部往后、往上延伸至向下看的狗式。

12. 右脚向内转45度，左脚往前至左手腕内侧。吸气，双手往上延伸，来到勇士一式。

13. 吐气，前脚收回。手撑地，核心肌群收紧，来到平板式。

14. 胸部贴地，吸气，身体往前滑至眼镜蛇式。

15. 双脚踩地，臀部往天花板与墙壁交接处延伸，至向下看的狗式。保持5个呼吸。

16. 吐气，膝盖微弯，头抬；吸气，上半身前弯并延伸脊椎。

17. 吐气，身体前弯，膝盖可以微弯。

18. 吸气，双手向上延伸，半蹲回到幻椅式。

扫二维码看视频

1 站姿，两脚稳稳地站在地板上，肩膀放松，调匀呼吸。

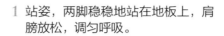

2 从髋关节发动，臀部往后坐，双手往上延伸，来到半蹲的幻椅式。

3 吐气，身体前弯，双手碰地，膝盖可以微弯。

4 吸气，脊椎延伸为半前弯，手指点地，柔韧性好的人可以手掌碰地。

5 吐气，双手贴地，双脚往后蹬，核心肌群收紧，成平板式。

6 吸气，身体往前滑，手肘微弯，胸部往上延伸，来到眼镜蛇式。

7 吐气，双脚踩地，臀部往上、往后延伸，来到向下看的狗式。

8 左脚向内转45度，右脚往前至右手腕内侧。吸气，双手往上延伸，来到勇士一式。

9 吐气，前脚收回。手撑地，核心肌群收紧，再次来到平板式。

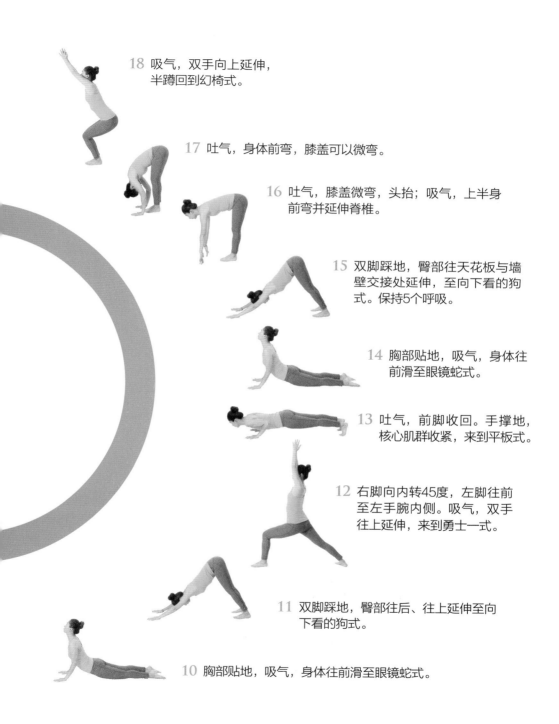

18 吸气，双手向上延伸，
半蹲回到幻椅式。

17 吐气，身体前弯，膝盖可以微弯。

16 吐气，膝盖微弯，头抬；吸气，上半身
前弯并延伸脊椎。

15 双脚踩地，臀部往天花板与墙
壁交接处延伸，至向下看的狗
式。保持5个呼吸。

14 胸部贴地，吸气，身体往
前滑至眼镜蛇式。

13 吐气，前脚收回。手撑地，
核心肌群收紧，来到平板式。

12 右脚向内转45度，左脚往前
至左手腕内侧。吸气，双手
往上延伸，来到勇士一式。

11 双脚踩地，臀部往后、往上延伸至向
下看的狗式。

10 胸部贴地，吸气，身体往前滑至眼镜蛇式。

17 放松肩颈

站在墙壁边，离墙壁约半个身子宽，左手伸直放在身后约45度。右手放在左侧肋骨上，吸气，将肋骨往左下推，感觉右边的胸大肌被放松。保持5个呼吸。换右边练习。

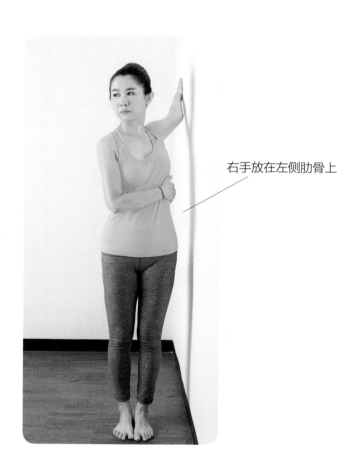

右手放在左侧肋骨上

慢 老

18 练核心肌群，肘撑侧平板

　　侧躺，全身成一直线。手肘在肩膀正下方，手肘往下压，双腿伸直，从腰部将身体带离地面。上方的脚往身体中间踩一步，另一只手向上延伸。保持5个呼吸。

　　进阶版：双脚交叉，前后踩地，一只手手肘撑地，另一只手向上延伸。保持5个呼吸。

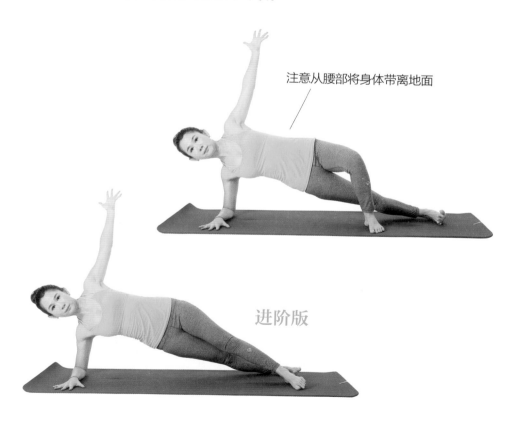

注意从腰部将身体带离地面

进阶版

19 锻炼背部

　　俯卧，双手往前延伸与肩同宽，双腿向后延伸，与骨盆同宽，脚跟不要外倒，在脚踝正上方。吸气，左腿和右手离地，右手大拇指朝上，并将胸部往上提，吐气时手脚收回。吸气，换右腿、左手离地，此为一组，共做5组。

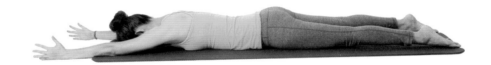

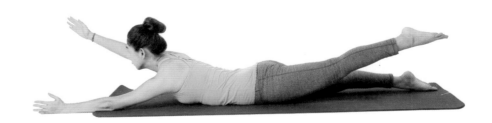

慢　老

20 幻椅式锻炼腿部肌力

老化先从腿开始。若想锻炼下肢力量，可以试一试幻椅式。

从髋关节发动，臀部往后、往下坐，仿佛臀部下方有把椅子。双手与肩同宽向上举或双手合十。保持5个呼吸。

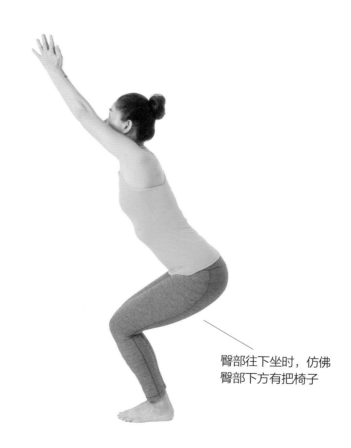

臀部往下坐时，仿佛
臀部下方有把椅子

放松腰背，与核心肌群连接

躺姿。将双膝抱向胸部。吸气，头接近膝盖，保持5个呼吸。四肢放松，平躺，调匀呼吸。

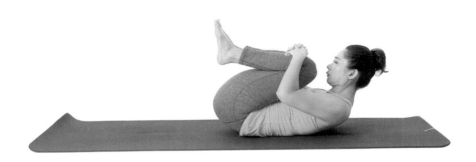

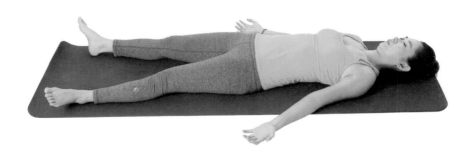

1. 一般人常用脸上的斑点或皱纹来判断年轻与否，但真正让人显老态的关键，是身体的活动力与灵活度下降。简言之，大腿肌力与肌肉量才是年轻与否的关键。

2. 即使年龄增长也能维持体能的关键，就是管理肌肉"财产"。肌肉在40岁之后每十年减少8%，腿部肌肉则在40岁之后每十年下降10%~15%。为了避免肌少症找上门，适度的抗阻力运动，摄取足够的蛋白质、钙质及维生素D，才能帮你慢慢老。

3. 只要站着，全身肌肉就在支撑身体的重量。养成站着的习惯，就能降低心血管疾病、糖尿病、失智甚至癌症的风险。

4. 无论活到多少岁，都希望能自食其力。要达成这个愿望，除了锻炼肌肉外，另一个关键就是维持髋关节的健康。

5. 坐1小时的伤害，约等于抽两根烟，也就是少活22分钟。请随时创造站起来的机会。

6. 走路黄金定律即"每天走八千步，加上20分钟的中等强度运动"，只要走路步伐比平常大十厘米，就能达到锻炼肌力的效果。

7. 运动可以"零存整付"。美国发布的最新运动指南建议，停车停远一点、遛狗、爬楼梯都算运动。

PART 2

饮食

体重
真的不是重点

2.1　过了这个年龄，千万不要减肥

"无论你现在多重，千万不要减肥。"澳大利亚营养师恩盖尔·霍宾斯（Ngaire Hobbins）在《吃对了，帮你抗老化》一书中大声呼吁，一旦过了60岁，节食减肥不是好事。

因为体重减轻，肌肉跟着流失，肺炎或跌倒之后因失能卧床的风险大大增加。日本神奈川县立保健福祉大学营养学教授田中和美接受采访时说："因为体重减轻感到高兴，是50岁以前的事，年龄大了，要转换思维，维持体重更重要。"

研究：年过65，体重过重反而死亡风险低

一直以来，肥胖与糖尿病、高血压、脑卒中甚至癌症都有着千丝万缕的关系，医学界也大声呼吁控制体重。不过，近年来世界各地的科学家、健康专家热烈讨论，老年人的体重标准应该和年轻人不同，但至今仍未达成共识。

《美国临床营养学杂志》发表了一篇系统性文献回顾文章。该研究对20多万65岁以上老年人的身体质量指数（Body Mass Index，BMI）进行了分析，发现BMI值在27.5左右，死亡风险最低，BMI值在22~23，死亡风险反而明显升高。但根据世界卫生组织标准（见表3），BMI值超过25则定义为超重，BMI值超过30，则被列为肥胖。

台湾阳明大学公共卫生研究所收集了2006~2010年，台北市65岁以上老年人的BMI值数据，并分析死亡风险，发现BMI值在25~29.9、30~34.9两个区间，也就是定义的超重和肥胖群体，死亡风险反而比正常体重的老年人低。

值得注意的是，如果太胖，多数人都有警觉，但老年人营养不良、身形太瘦则很难自我察觉。

$$BMI = \frac{体重（千克）}{身高^2（米^2）}$$

表3　身体质量指数与体形

体形	BMI
消瘦	<18.5
正常	18.5≤BMI<24
超重	24≤BMI<27
轻度肥胖	27≤BMI<30
中度肥胖	30≤BMI<35
重度肥胖	BMI≥35

资料来源：台湾卫生健康机构

能吃是福，重燃对食物的热情

日本是个高龄国家，十分重视高龄者营养不良的问题，地方政府也积极介入。

神奈川县大和市人口仅23万人，2018年4月以"大和市，70岁都不能称高龄的城市"为宣言，每年对75岁以上市民提供健康体检，并对BMI值小于20的老年人、一年内体重减轻2千克者为研究对象，进行营养访视咨询。

其中一位被访视的老年女性，80岁、身高141厘米、体重38.5千克，BMI值是19.4，一年内体重又掉了2.5千克，和75岁时相比少了7.5千克。

访视时，营养师询问了她的饮食习惯，"早餐一片吐司、一杯咖啡，午餐吃面包和昨天晚餐的剩菜，晚餐则吃饭和菜。因为重视健康，每天走两三千步，就算下雨，也在屋子里来回走，除了吃降胆固醇的药之外，大致健康。"

但从这位老人家的饮食习惯来看，营养师发现她每天只摄入1000~1200千卡的热量，如果每天增加100~200千卡，体重一个月大约可以增加0.5千克。营养师建议她每天都吃香蕉和酸奶，想吃巧克力就吃，吃吐司时也可以抹点果酱。

日本神奈川大和市的高龄营养访视结果初见成效。他们在一年内，对约200位年长者进行营养访视，2年后失能或死亡的人是没有接受营养访视的1/3。

但如果罹患"三高"等疾病，建议跟医生与医疗团队讨论，制订适合自己的健康管理方法。

霍宾斯也提醒大家，60岁以后，要重燃对食物的热情。即使不饿，吃饭也要定时定量，每天至少吃三餐，让大脑记住正确的饮食时间。如果体重减轻，就要在恶化前采取行动。先从高营养食物下手，如肉类、鱼肉、鸡肉、蛋类、奶制品，设法让吃进肚子里的每一口都充满营养。

在这个年纪，可以摆脱减肥魔咒了，能吃才是福。

2.2 找个饭友吧！一个人吃饭容易抑郁，也容易早死

　　到了六七十岁的年纪，除了体重不是重点，怎么吃也比吃什么重要。

　　在漫画《孤独的美食家》中，主角常一个人杀进大街小巷的餐厅、饭店，独自品尝料理的美味。不过，一个人吃饭并不是健康的行为。

　　东京医科齿科大学营养学研究员谷友香子发表的研究调查发现，日本高龄男性如果和家人同住却还是一个人吃饭，与和家人一起共餐的人相比，前者死亡风险是后者的1.5倍。

　　此研究追踪了71781位65岁以上、不需要照护的年长男性，历时3年，发现和配偶、子女、孙子同住并共餐的人有29782人，期间共有1759人去世，占6%。即使同住，却因为各种理由一个人用餐的人有1645人，其中有156人去世，占9.5%。

　　综上所述，排除年龄、健康、经济等因素后分析，独自用餐的男性和与人共餐的人相比，死亡风险为后者的1.5倍，但女性和人共餐与否，其死亡率却没有差异。

　　谷友香子接受《日本经济新闻》采访时强调，不是和家人同住的高龄男性的营养状况令人担心，需要政府提出对策。

　　谷友香子也在2013年发表的文献中指出：一个人吃饭的高龄

男性，抑郁症的发病率比共餐的人高2.7倍。这份调查是在2010年以65岁以上、不需照护、没有抑郁症状的37193名年长者为研究对象，其中独居的男性中，85%一个人吃饭，女性则是79%。3年后以日本高龄者抑郁量表测试，判定约4400人有抑郁倾向。

再从家庭形态、性别分析，独居又一个人吃饭的男性出现抑郁的概率，和共餐的人相比，高出2.7倍，女性则约1.4倍。"一个人吃饭是营养面、精神面都不健康的饮食行为。"谷友香子接受媒体采访时说。

孤食，把每一口营养变得不健康

一个人吃饭，日文称为"孤食"，已成为日本严重的社会问题。偶像剧《孤食机器人》也以孤食现象为主题，描写食品公司赠送的机器人和主角的互动，机器人成为主角的心灵伙伴。日本农林水产省在推广食育时也呼吁日本国民不要孤食。

细究孤食之所以导致死亡率较高的原因，认为一个人吃饭容易草草了事，吃得快、咀嚼少，神经传导物质血清素分泌也会减少，推测是导致抑郁症的原因之一。吃得快、唾液分泌减少，也会给肠胃带来负担。

研究也发现，孤食者容易营养不良。调查发现，日本60~79岁人群，和配偶、子女、孙子同住的人半数认为自己营养均衡，但独居的人有半数自认营养不均，且高达16%的独居高龄者一天只吃一餐。

东京大学高龄社会综合研究所饭岛胜矢研究发现，孤食导致营养不良以及食欲、吞咽功能降低，营养摄取不足，体力退化，根本就是"导致体力下滑和需要照护的前一步"。

为了避免孤食，日本各地方政府与社会志愿团体积极创造共餐的机会，各种共餐的组织、活动应运而生，通过吃饭创造新的人际关系。有些团体在饭后还举办打麻将、跳草裙舞、玩飞花令等娱乐交流活动。

据统计，在台湾，单身纳税户数322万户，占比已经过半，为52.4%，单身人口多，单身市场火热，但孤食议题在台湾还未被重视。

一个人吃，不再潇洒，还是找个饭友一起吃饭吧！

2.3 不用怕吃油，吃得比较油反而死亡率低

我们总是怕被慢病缠上，吃得清淡，似乎少油少盐才养生。

长久以来，我们都被教育要少油，想想那魔鬼蔬菜汤，或不能淋上肉燥的烫青菜。去超市购物，我们也懂得要挑低脂牛奶、低脂奶酪、零脂沙拉酱。猪油、奶油等动物性脂肪里，所含的饱和脂肪酸也被视为会堵塞血管、有害心血管健康的元凶。

但这几年，动物性脂肪有翻身趋势。因为陆续有研究发现，去掉油脂，不见得能降低心脏病或早死的风险。还记得2014年《时代》（*Time*）杂志封面上那一撇漂亮的奶油，用封面故事宣告"吃奶油吧"。

发表在《柳叶刀》横跨18个国家、追踪7年、超过13.5万人的大型流行病学研究更宣告，吃较多的糖类如面粉、米饭会增加死亡风险，吃较多脂肪反而不会。《时代》杂志用"低脂饮食与低糖饮食之争有了新的答案"（*The Low-Fat vs. Low-Carb Diet Debate Has a New Answer*）为标题。

摄取较多脂肪反而降低死亡率

加拿大麦克马斯特大学研究人员发现，饮食中摄取脂肪超过建

议量，和心脏病、脑卒中并没有明显关系，甚至高脂饮食，也就是摄取脂肪占总热量35%的人，整体死亡率反而比较低。研究也发现，和吃低脂饮食的人相比，采取高脂饮食的人死亡风险降低23%、脑卒中风险降低18%。

同样的结论，也发生在过去避之唯恐不及的猪油、奶油等饱和脂肪上。摄取较高饱和脂肪的人（占总热量10%~13%），死亡和脑卒中风险反而比只摄取3%的人还低。

"这项研究翻转了人们的信念，摄取更多脂肪，反而有机会降低死亡率。"麦克马斯特大学人类健康研究中心研究员马哈希德·德赫恩（Mahshid Dehghan）对《美国新闻与世界报道》（*U.S. News*）说。

如果你吃较多糖（碳水化合物）类，如面包、米饭摄入量占总热量77%，和吃比较少的人（占46%）相比，死亡率反而高出了28%，心血管风险也增高。

但这个横跨18个国家的大型研究，与其说是帮脂肪解套，不如说是劝告人们少吃糖类。因为研究发现，平均而言，人们的热量来源61%来自碳水化合物、23%来自油脂，只有15%来自肉、蛋、豆类等蛋白质。尤其是亚非国家，包括中国，每天碳水化合物摄入量高达63%~67%。

蔬果够就好，油别吃太少

该研究也发现，蔬果的确对身体不错，可以降低死亡风险。不过，一天五蔬果足够了，吃太多并不会增加其他好处。

德赫恩建议,健康主管机构应该考虑改变膳食指南。"我们发现没有证据证明,饱和脂肪占热量来源10%以下是有益的,可降到7%以下也许是有害的。"但现行世界卫生组织的膳食指南建议,每日热量来源应有55%~65%来自碳水化合物,饱和脂肪则建议占热量来源10%以下。

不过,没有人准备好丢掉我们奉行的膳食指南。

"现在的确需要一个设计良好的随机控制实验,来回答已经遇到的问题。"美国国家老龄化研究所临床研究员克里斯托弗·拉姆斯登(Christopher Ramsden)接受采访时说。

也有人指出,该研究并没有分开不同饮食来源,就以碳水化合物来说,吃糙米就比吃炸土豆片健康得多。

除了饮食来源外,该研究仍然存在不足,例如没有分出低糖饮食的族群,因此也不能衍生出低糖饮食就有利的结论。

饮食热量三大主要来源:碳水化合物、脂肪、蛋白质,比例应该多少才健康?这个问题已经争论了几十年,尤其是低糖与低脂之争。这一争论看来短期内不会终止,在得出结论之前,我们该怎么吃?

外食的低糖选择:点小碗的面、多点烫青菜和卤蛋

美国林诺克斯山医院心血管营养师贝萨尼·奥迪(Bethany O'Dea)接受采访时说:"你还是应该吃健康的碳水化合物(如糙米、全麦)、低脂的蛋白质和大量的蔬果,避开含有反式脂肪酸的点心。"

台湾宜兰游能俊诊所院长游能俊解读，该研究最重要的发现，是降低碳水化合物热量来源的占比，分配给脂肪和蛋白质。该研究虽然发现，饱和脂肪摄取比例为10%~13%，比摄取更少的人好，但若摄取再多，也不会因此降低死亡率或心血管疾病风险。而摄取较多不饱和脂肪酸（如橄榄油、芥子油等），也能降低死亡率。

因此他建议，不必刻意将烹调用油改成猪油、奶油或椰子油，因为即使是色拉油、橄榄油，加上饮食中的肉类，都能吃到足够的饱和脂肪酸。

对比台湾民众现在的饮食习惯，想降低碳水化合物的摄入量，的确需要多留心。因为台式早餐如面包、烧饼、馒头、粥都容易让人碳水化合物摄入量超标。游能俊医师建议，早餐吃蛋饼、三明治、肉包、煎包等，也比馒头好。午、晚餐面食若自煮，肉菜和面饼的体积相比需达3∶1，也就是多吃菜和肉。若外食，点小碗的面，多点个烫青菜或卤蛋等小菜。

随着科学、医学、营养学的发展日新月异，都会影响你我每日的饮食。主动察觉身体变化，选择最适合自己的饮食方式，是不变的法则。

2.4 椰子油不能减肥，也不能抗失智

好的油脂渐有翻身趋势，但不代表所有油脂都好。

著名影星安吉丽娜·朱莉每天早餐必在谷片上淋上椰子油，日本抗衰老专家也大推椰子油。椰子油一时之间成为养生圣品，美国心脏协会终于发声反对。

美国心脏协会更新了"膳食脂肪和心血管疾病咨询建议"，其中最引人瞩目的是宣告了"椰子油不健康"。几乎全球各大媒体在这份长长的更新建议里都抓取了椰子油为标题，《今日美国》（*USA Today*）下的标题甚至是"椰子油不健康，它从没有健康过"（*Coconut oil isn't healthy. It's never been healthy*）。

美国心脏协会在七个对照试验中全部显示，椰子油提高了低密度脂蛋白胆固醇（坏胆固醇）。摄取含有高饱和脂肪酸的食物，会提高体内坏胆固醇含量。换句话说，可能会阻塞动脉和增加心脏疾病与卒中的风险。而椰子油中的饱和脂肪酸高达82%，超过奶油的63%和猪油的39%。研究人员相信，选择低饱和脂肪酸的植物油，如橄榄油或芥子油才是上策。

虽然部分说法宣称，椰子油因为含有各种不同脂肪，依然是健康选择，但美国心脏协会表示，至今无良好证据支持这些理论。其中一个颠覆一般人认知的，就是许多人相信椰子油能减肥。

椰子油减肥之所以在全世界风行，多半因为康奈尔大学医学

院助理教授玛丽·皮埃尔·圣翁吉（Marie-Pierre St-Onge）在接受《时代》杂志采访时说，椰子油和其他油相比，含有更多的中链脂肪酸，吃中链脂肪酸可以提高新陈代谢。

不过，问题在于圣翁吉这篇研究是用人造中链脂肪酸油（MCT油），其中仅含13%~15%的椰子油，而且圣翁吉的其他MCT油研究并未发现这种油能帮助成年人减肥。"从我的研究来说，椰子油是健康的，这是个非常自由的推断。"她最近接受英国《卫报》（*The Guardian*）采访时说。

椰子油可以拯救失智？从未获得支持

2017年发表在《欧洲营养学杂志》研究发现，在肥胖女性中，椰子油增加代谢的效果并不比橄榄油好，而且在控制食欲上，椰子油的效果反而比橄榄油差。无论好坏，椰子油的减肥效果需要更多的研究支持。

引发椰子油抢购热潮的另一个原因，是说它能抗失智。几年前，台湾某企业家买光市面上的椰子油，因为患失智症的母亲吃了椰子油后，眼睛可聚焦，也可叫出人名。经过媒体报道之后，失智症家属趋之若鹜。

椰子油可抗失智的理论，也来自中链脂肪酸。失智患者的脑细胞已经无法正常地使用葡萄糖，椰子油的中链脂肪酸可以转换成酮体，是脑细胞除了葡萄糖之外，另一个可利用的燃料，因此有可能维持脑细胞功能。

不过这个说法来自一位美国俄亥俄州一位儿科医师，她用椰子油让丈夫恢复部分认知功能后出书。实际上，椰子油抗失智的功效从未获得阿尔茨海默症学会的支持。

这3年来，椰子油受到很多名人、网红甚至健康网站的推荐，椰子油被视为超级食物，被大量使用于饼干、牛奶、饮料里。

《卫报》报道，在推波助澜下，英国从2012至2016年这4年里，椰子油销售额从100万英镑（约915万元人民币）大幅涨至1640万英镑（约15000万元人民币）。"椰子油被这样大量炒作是因为营销，而非科学。"伦敦国王学院营养膳食荣誉教授汤姆·桑德斯（Tom Sanders）在接受《卫报》采访时这么说。

美国心脏协会这项新建议大大冲击了全球风行的"防弹饮食"（即高脂肪、中蛋白、低碳水饮食）的追随者，因为防弹饮食的早餐就是在热咖啡上淋上椰子油与草饲奶油。

防弹饮食的发明者戴夫·阿斯普里（Dave Aspray），在他的脸书中批评美国心脏协会忽视发炎对心脏的影响，仅关注于胆固醇。他反讥，用美国心脏协会建议的植物油才会因为慢性发炎提高癌症风险。

只不过，每隔一阵子就会流行某种饮食法或超级食物，而且追随者往往流于信念。到底该追随哪个？时间、科学和身体会告诉你答案。

2.5 用鱼油预防心脏病？不如多吃蔬果

椰子油不再是抗失智、减肥的超级食物，鱼油也不能用来预防心脏病。

台湾八成以上老年人都患有慢性病，超过半数患有三种慢性病，无论男女，心脏病都排名前五。

每天早上打开橱柜，吞一颗鱼油来预防心脏病，是被广为接受的"常识"。长久以来，鱼油被称为"血管清道夫"，因为鱼油中含有ω-3脂肪酸，ω-3家族里有EPA、DHA、ALA等三种类型脂肪酸，EPA、DHA常见于深海鱼类，如鲑鱼、鲔鱼等，ALA则存在于坚果、植物油里。

但最近一个大型综合研究表明，长期服用鱼油对预防心脏病、脑卒中等根本没什么帮助。

这项研究历时10年，评估了79个试验，涵盖北美、欧洲、大洋洲和亚洲，通过系统评价分析超过11.2万名受试者，从数据中发现，额外补充ω-3补充剂的实验组，死亡风险是8.5%；而没吃或吃得少的对照组，死亡风险则为9%，二者并无明显差异。

该研究原本是受世界卫生组织之邀，因为世界卫生组织想更新多不饱和脂肪酸的指南。

ω-3补充剂对预防心血管疾病有正面结果的研究，大致来自20世纪80年代后期至90年代初期。例如有研究发现，生活在格陵兰北部、以鱼类为主食的因纽特人，罹患心血管疾病的比例非常低；另一项来自意大利的研究发现，心肌梗死的人每日服用鱼油比服用维生素E更能降低死亡率。

但之后出现的大量临床研究都发现鱼油没什么用，"没有任何一个临床试验显示鱼油有正面效果，我们在某种程度上没有去校对这些结果。"

不过研究也显示，坚果、植物油中的ALA可以增加心血管健康，但效益依旧微弱，约千分之一的人可以免于死于心血管疾病。

每周吃2次鱼比较实在

谢菲尔德大学心血管教授蒂姆·奇科（Tim Chico）接受《卫报》采访时说："这些营养补充剂价格高昂，我想对买鱼油来降低心脏病风险的人说，还不如把这些钱拿去买蔬菜水果。"

梅奥医学中心指出，鲑鱼、鲔鱼等多脂鱼里的不饱和脂肪酸可以降低身体的炎症反应，因此可以降低心脏病或脑卒中的风险，但建议每周摄取2次鱼，而非鱼油。

不过，英国营养与食品补充剂信息中心的卡丽·鲁克斯顿（Carrie Ruxton）博士接受BBC采访时说："ω-3脂肪酸也被用来维持眼睛、免疫系统和大脑健康，所以不光是心脏而已，因此若有维持眼睛明亮、大脑清明等需求，ω-3脂肪酸依旧有益。"

2.6 蔬菜代替淀粉类主食？先等一等

不追随流行的超级食物或健康食品，但吃下一大盘色彩丰富的蔬菜，总没错吧？

况且众多的健康资讯总是劝大家，少吃白米、精面等精制淀粉类，改吃糙米或全麦面包。吃不惯或吃不饱怎么办？通常的选择就是多吃蔬菜。

况且，戒糖、低糖，甚至断糖饮食成为新风潮，加上生酮饮食也受到一些人热捧，若能用蔬菜代替淀粉类主食，很多人认为是不错的选择。

蔬菜代替淀粉类主食的风潮因此应运而生，成为全球最新的饮食趋势。网上到处都有教导大家如何用蔬菜代替淀粉类主食，这是健康类媒体的热门话题，甚至还创了个新词"西葫芦面"（zoodles），也就是西葫芦（zucchini）和面（noodle）的结合。

面食可以用蔬菜取代，将西葫芦、胡萝卜刨成丝后做成面条。传统意大利面热量达210千卡，而"西葫芦面"才30千卡。一杯"西葫芦面"的碳水化合物才5克，而前者可高达40克。

菜花变米饭也很流行。将菜花切成小朵后，再用料理机打碎，做成米饭的口感，和其他食材下锅炒，可以做成"炒饭"。相较于糙米一杯218千卡的热量，"菜花饭"一杯才25千卡，而且含有丰富的维生素C、维生素K、钾和膳食纤维。

多吃蔬菜就好，何必把蔬菜弄成米饭或面条的样子？"我们用眼睛吃。"一位纽约营养师对媒体解释，做成米或面的样子，感觉吃到了淀粉。

商人也看到其中的商机。美国食品公司B&G其下品牌绿巨人也推出百分之百由西葫芦、胡萝卜做成的冷冻蔬菜面，没有酱汁，也没有调味料，热量是传统意大利面的65%~90%。副总裁乔丹·格林伯格（Jordan Greenberg）接受《财富》采访时说："消费者希望在饮食中摄取更多的蔬菜。"

健康饮食的关键：节制

有些营养师赞成。如在纽约执业的艾丽莎·拉姆西（Alissa Rumsey）接受媒体采访时表示，用蔬菜代替传统的精制淀粉，可以帮助人们吃到更多的膳食纤维、抗氧化物、维生素和矿物质，对体重控制也有帮助。而且她认为，当我们吃这类"蔬菜面"或"蔬菜饭"时，会提醒我们，淀粉类的量本来就应有所控制，大概就是半杯或半碗。

既是营养师又是糖尿病卫生健康教师的芭比·卡佛妮（Barbie Cervoni）为媒体撰文，则提出另一个观点："千万不要相信任何的神奇食物，没有任何一种减肥食物可以无限制地吃而不会发胖或造成血糖升高。健康饮食的关键还是节制，包括摄入品质好的淀粉类、蔬菜、优质蛋白质食物和健康的油脂。"而且，不论是为了减肥或控制糖尿病，任何饮食方式的改变都应该和医生讨论。

还是那句老话：为身体做出聪明的选择，是每个人一辈子的重要课题。

2.7 戒甜食要人命?
这五招比较人性

许多健康观念被颠覆,但甜蜜的糖依旧是恶魔。

因为糖只有空热量,没有任何营养价值。吃糖除了会发胖、长蛀牙之外,还会增加心脏病的风险,因为吃糖导致的炎症反应会降低好胆固醇,增加坏胆固醇。

而且糖和失智也"交情匪浅"。如同肾、肝,大脑也是一个器官,会受葡萄糖代谢不良的影响,当身体的葡萄糖代谢紊乱,大脑能量也会匮乏。因此越来越多的研究人员将阿尔茨海默症称之为"第三型糖尿病"。

台湾健康部门于2017年也首度在《营养基准修订草案》里增列了糖分摄取的上限。若以成人每日摄取热量2000千卡为例,每日糖摄取量应该少于50克。然而,据调查,一杯全糖珍珠奶茶含糖量近62克,只要喝一杯就会超标。而且,别以为你已经很节制地点了半糖,对市售手摇饮料进行检测后发现,超过六成的半糖饮料其实还是会引起糖摄入过量的问题。

为什么糖那么难戒? 大脑惹的祸

因为糖分会补给大脑细胞,大脑将糖分当作一种奖励,会不断找下一次吃糖的机会。如果你常吃甜食，等于增强了大脑的奖励机制，便会难以控制吃甜食的欲望，导致不健康的饮食循环。

就是因为戒糖不容易，更需要找准策略帮助自己达成，以下五招可以帮助你更容易达到目标。

• 第一招：用"天然的"甜食取代

许多食品吃起来不甜，却添加了隐形的糖分，如番茄酱、沙拉酱甚至酱油。美国营养与饮食学会发言人克里斯汀·格雷德妮（Kristen Gradney）建议：如果一开始很难戒掉甜食，可以用苹果、香蕉等天然的甜味食物满足生理上的需求，既可以降低热量，也可以摄入真正的营养。等自己味觉重新校正之后，再用不太甜的水果取代。

• 第二招：签订甜食契约

康奈尔大学博士、《设计变瘦》（*Slim by Design*）作者布莱恩·文森克（Brian Wansink）博士建议，"签订"甜食契约也可以帮助你抚平吃甜食的欲望。"如果你不打算真的对甜食说NO，那你必须让自己很难得到它。"他接受《跑者世界》采访时建议。例如，午餐后想吃甜点，吃完后，用爬楼梯代替搭电梯，这样做可以帮助你有吃甜食冲动时缓一缓。

• 第三招：浅尝辄止

研究发现食物带来的愉悦感，最多来自第一口，当你吃很大一份时，其实满足感比吃小分量来得小。如果你真的很想吃某个甜食，就当个美食家好好品尝。"我们发现全面剥夺无法持久，有些人甚至会放弃健康饮食。"文森克说。因此告诉自己可以吃美食，但要懂得"享受最大、伤害最小"。例如好好品尝一颗纯度超过70%的巧克力，而不是乱吃放很多糖的巧克力糖。

• 第四招：多吃蛋白质

因为蛋白质需要比较长的时间消化吸收，也就是能提供比较久的饱足感，不会让你因肚子饿而随手拿饼干、面包填肚子。三餐可以多吃点蛋、鸡肉、豆腐、鱼、坚果等。

• 第五招：不苛求完美

虽然坊间有许多二十天戒糖、限糖饮食法，但其实不太容易成功，因为食物中有太多隐形糖，就连酱油、番茄酱和许多加工食品里都有糖。

万一你真的屈服于吃甜食的欲望，不要责怪自己太久，相信自己可以重来，鼓励自己终身维持一种健康的饮食方式。

1. 60岁后，要重燃对食物的热情。就算不饿，吃饭也要定时定量，每天至少吃三餐，让大脑记住正确的饮食时间。如果体重减轻，就要先从高营养食物下手，如肉类、鱼肉、鸡肉、蛋、奶制品，让每一口都充满营养。

2. 鲑鱼、秋刀鱼、鲭鱼等高脂鱼里的单不饱和脂肪酸可以降低身体炎症反应，但是建议每周食用2次的鱼，而非鱼油。

3. 中式早餐特别难控制碳水化合物。吃蛋饼、三明治、肉包等比吃馒头好。午、晚餐面食若自煮，肉菜和面饼的体积相比需达3∶1；外食则点小碗面，配上烫青菜与卤蛋。

4. 戒糖不容易，更需要找准策略帮自己达成，可以尝试以下五招：用"天然的"甜食取代，签订甜食契约、浅尝辄止、多吃蛋白质、不苛求完美。

PART 3

睡眠

定时上床、起床
比睡多久重要

3.1 假日补觉，小心会胖

规律睡眠比多睡几小时重要，假日补觉让我们的身体经历时差，反而影响健康，让肥胖、慢性病上身。

当我们跨越时区旅行回来，总是哀号着时差让你整晚辗转难眠，要熬好几天才能调回来，但若平日和周末总是有不同的睡眠形态，也就是平日十点睡、六点起，一到假日，一点睡、十点起，其实身体也在经历时差。

"这样的行为，就如同每周五晚上都从洛杉矶飞东京，周一又飞回来，我们称为'社交时差'。"德国慕尼黑大学医学心理系教授罗涅伯格（Till Roenneberg）接受媒体采访时说。我们总是睡不饱，平时太晚睡、太早起，周末总是会关掉闹钟，睡到自然醒，但美国亚利桑那大学睡眠研究计划研究人员塞拉福·布希（Sierra Forbush），最近发表的研究发现，假日补觉会增加罹患心脏病的风险，也会像经历时差一样出现疲倦和心情不佳。

这项研究分析了984名年龄22~60岁的成年人，发现比平日每晚睡1小时，罹患心脏病的风险就会提升11%。

糟糕的是，不只是心脏病，假日补觉也会增加肥胖和糖尿病的风险。

罗涅伯格研究发现，社交时差1小时，也就是比平日晚睡1小时，就会增加33%超重和肥胖的风险。罗涅伯格分析了6.5万人睡眠习惯的大数据，发现多数人都有1.5小时的社交时差，再对照

BMI值后发现，越常在假日补觉的人越容易超重和肥胖，且社交时差越大，也就是工作日和周末睡眠模式差异越大的人越胖。

美国匹兹堡大学临床及健康心理学博士帕特里夏·王（Patricia Wong）调查了近450名30~54岁的中年人，发现平日与周末睡眠习惯差异越大的人，导致糖尿病与心脏病的风险因子越高，症状包括腰围超标、血糖及血脂率偏高。这份调查结果发表在《临床内分泌学与新陈代谢》上。

三大健康建议：均衡饮食、多运动、睡眠规律

导致这一情况的确切原因至今不明，不过研究人员相信，在平日吃早餐时，身体还没调整过来，生物钟还在夜间，等于在不合适的时间触动消化系统，因此消化系统无法有效运行，这也许解释了社交时差与肥胖的关系。

2017年台湾共有117天休假，若总是在假期补觉，就意味着一年里，人们约有1/3的时间让自己的身体一直处在"时差"中。

短期旅行，身体可以从时差中快速调整过来，但社交时差却是长期的，所以，过去医生在提供健康建议时说，均衡饮食、多运动，"现在要再加上睡眠规律。"塞拉福·布希在接受《新闻周刊》（Newsweek）采访时说。他的建议是，每逢周末或假日偶尔晚睡，与工作日的时差最好不要超过1小时。

3.2 为什么总是"中途觉醒"？四个原因待解决

就算想有规律的睡眠，还是要解决"中途觉醒"这样的难题。

许多人好不容易睡着，到了半夜两三点又醒了，想赶快睡免得影响第二天的工作、会议，偏偏睁眼到天亮，或终于迷迷糊糊睡着，睡眠品质明显受影响，带着黑眼圈去上班。有方法可以改善吗？

虽然结果都是睡不好，但影响睡眠的原因非常多元，睡眠受心理、生理和药物多重影响。睡眠问题有几大类，如果你总是难以入睡，通常和压力与焦虑有关；而环境因素也可能影响入睡，如灯光太亮，或是睡前看手机、玩电脑太久，蓝光刺激影响睡眠。

相反，另一种睡眠障碍是早醒。就算你很晚睡，还是天未亮就睁眼等天亮。宾夕法尼亚大学行为睡眠医学项目主任迈克尔·佩利斯（Michael Perlis）接受《时代》杂志采访时表示，这类睡眠障碍通常和抑郁症有关。

若你入睡后没几个小时就醒了，这种"中途觉醒"型睡眠障碍通常有以下几个原因：

年龄大更容易睡眠差

年龄——年纪越大，睡眠效率越低。刚入睡的第一阶段容易浅眠，浅眠也代表容易醒来，更容易中途觉醒。

血糖与睡眠不足，互为元凶和帮凶

近年来，越来越怀疑睡眠不佳是血糖惹的祸。睡眠不足影响血糖波动，血糖波动又影响睡眠，彼此互为元凶和帮凶，形成恶性循环。

失眠、睡得少，血糖上升，糖尿病风险也会升高。糖尿病患者也容易失眠，一种可能的解释是患者通常会有睡眠呼吸暂停综合征，就是在睡眠中反复中止呼吸，使得空气无法进入肺部，血氧下降而惊醒，因此睡眠被打断。

有医院对3500名健康体检人员的数据进行分析，发现空腹血糖高的人和高密度脂蛋白胆固醇（好胆固醇）低的人，失眠情形较严重，这项研究发表在美国《公共科学图书馆》期刊。

失眠或睡眠不足影响情绪和精神，就像慢性疲劳，使人产生压力，也让血糖升高。波士顿大学医学院研究发现，睡眠不足5小时的人，和睡满7小时的人相比，罹患糖尿病的比例高出2.5倍。

睡前小酌容易入睡，更容易中途觉醒

也有人习惯睡前喝杯小酒放松助眠，一开始会觉得效果不错，但喝酒助眠是中途觉醒最常见的原因。因为一般人通常会在喝酒后，酒精浓度最高的时候想睡，但是随着酒精代谢，睡眠变浅，也容易惊醒，醒后便难以入睡。

发表在《酒精中毒：临床与实验研究》上的研究回顾了27篇论文发现，酒精会减少快速眼动期的睡眠时间。快速动眼期通常在入睡后90分钟，是消除疲劳的睡眠时间，这一时段受到干扰，会让白天想睡觉且注意力不集中。

更严重的是，靠酒精助眠会产生耐受性，也就是需要喝更多酒，才能达到同样的放松效果，**让你的人生难题从失眠变成酒瘾。**

药物的不良反应

最后一个可能性是药物。如果你正在服用治疗高血压和心脏病的β受体阻断药，或用于治疗抑郁症的选择性血清素再吸收抑制剂（SSRIs）等，也有可能因为药物的不良反应而在睡眠中醒来。

年龄虽不可逆，但其他原因则可以找方法避免。控制血糖，选择原态食物，也就是少加工、保持食物原貌的食物。比如吃鲜肉代替吃香肠或培根；吃新鲜蔬果，少喝市售蔬果汁；同时摄取健康的油和富含蛋白质的食物。

如果观察后药物的确影响睡眠，下次就医时记得和医生讨论。同样，如果确认睡前饮酒对睡眠造成影响，将小酌的乐趣挪至周末或朋友相聚时，甚至彻底戒掉。

睡足了，才能发挥创意，提高工作效率。你应该为自己的睡眠多做一点。

3.3 掌握十个秘诀，加班回家后依旧睡个好觉

想要睡眠规律，还要克服加班造成的难入睡。

就算平常睡得还算不错，一遇到加班，回家后听音乐、看书、数羊……还是很亢奋，翻来覆去睡不着。但隔天还要准时上班，怎么办？

睡眠不足坏处很多，记忆力变差、发胖、增加抑郁风险，也会让端粒变短，加速老化。加班已经够糟了，还影响睡眠，让你变老。

日本有报道指出，女员工若发现工作做不完，需要晚上加班，从下午就开始准备了。

• 秘诀一：傍晚稍微活动身体

体温从最高降到最低的过程会引发睡意，让身体准备睡觉。傍晚5~7点是体温的最高点，如果刻意升高体温，拉大和睡眠时间的体温差，晚上会睡得更好。

所以傍晚时，就算在工作，也应该伸展一下身体。如双手十指交扣往上延伸，抬头看着手的方向，慢慢呼吸，反掌往左、往右侧弯腰。

白天也找机会做做有氧运动。如上班时，不坐电梯，改为爬楼梯。中午饭后去户外快走。5~10分钟的有氧运动就有效。

● 秘诀二：晚餐少吃一点

入睡时，如果胃没有排空，不仅影响睡眠，还会变成脂肪堆积在体内。如果加班回家后又吃了顿夜宵，在公司的那顿晚餐分量就要减半。另外，睡眠的时间和饮食的时间有关，如果常加班，最好晚餐时间固定，不要工作一忙忘了吃。每天吃饭时间不定，晚上就会难以入睡。

● 秘诀三：晚上7点以后不要再去健身房

如果习惯晚上12点就寝，晚上7点体温最高，之后慢慢下降。因此晚上7点后如果从事剧烈运动，体温突然升高，会破坏原有的体温节律，就会难以入睡。晚上7点之后最好不要做任何剧烈运动。

● 秘诀四：在地铁或公交车上不要睡着

《一流的睡眠》作者裴英洙建议，就算很累，尽量不要在地铁或公交车上睡着。因为如果放任自己睡着，到了该就寝时就不容易睡着，睡眠也会变浅。在地铁或公交车上忍着不睡，晚上才会睡得好。

● 秘诀五：回家时，放空大脑

回家这段路上，将大脑的工作模式转换成休息模式。因为脑子里还想着工作，压力一大，就会难以入睡。一步一步跟着呼吸走，四步吸气、四步吐气，感觉脚步稳稳踏在地上，将重心放低，放松心情。

• 秘诀六：回家途中不要去便利店逗留

夜晚进入眼睛的光线减少后，刺激褪黑素分泌，开始有睡意。相反，若光线再度进入视网膜，就会抑制褪黑素分泌。

裴英洙提醒，晚归的加班族不要再去便利店买东西，因为光线刺激会阻断褪黑素分泌，从而延迟入睡。

• 秘诀七：回家后，不要看手机和电视

这非常困难，但为了健康请试试看。英国萨里大学睡眠学专家尼尔·斯坦利（Neil Stanley）博士认为，来自手机、平板电脑等的蓝光等于告诉大脑，现在还是白天。他接受采访时表示，睡前1小时就该远离所有数码科技产品。

• 秘诀八：不再一心二用

回家后，以为自己已经放空，依旧玩手机、看电视、听音乐……一心多用给大脑太多刺激，会更难入睡。回家后，将灯光调暗，诱发褪黑素分泌，让大脑放松，慢慢进入睡眠状态。

• 秘诀九：不开浴室的大灯洗澡

如果要在1小时内入睡，用比体温稍高的水温洗澡10分钟左右，不要洗太久，因为水温高、洗澡过久会让体温升高，导致难以入睡。

可以用花洒冲脚，将脖子、肩膀、腰部用毛巾盖住，再用花洒冲水，如同止痛膏药贴在身体最需要放松的地方。同时脖子部位有大血管，通过外部加温，帮助核心体温降低，调整自主神经。

另外，不要开浴室的大灯，用洗手台或房间的间接光线照明，减少光线刺激。

• 秘诀十：在被窝里慢慢伸展

进入被窝后，转转手腕、脚踝，抱膝至胸口，倒向左边停留片刻，再倒向右边，手往头部的方向延伸，手脚对拉伸个懒腰，放松关节附近的肌肉，全身柔软地进入梦乡。

当然，最好的状况是不要加班，但万一加班，可通过以上十点帮自己睡得好一点。

3.4 睡觉开小灯，让你变胖、变抑郁

睡觉开小夜灯才有安全感的习惯可能要改了，因为光线也会影响身体调整昼夜节律。最新研究发现，睡觉开小夜灯，就算是极微量的光线，都可能让你变胖、变抑郁。

发表在《美国流行病学杂志》的研究建议，睡在全黑的环境或许是个不错的选择，不仅是为了更好的睡眠品质，也为了心理健康。

过去医学界的研究集中在光线会破坏睡眠节律，近年来特别关注在床上使用手机、平板电脑，或是睡前看电视对睡眠的影响。

但这个最新研究则将关注点放在微量光线上。该研究是在2010年至2014年间，将日本863位老人的床头上方安装测光仪，尽可能准确地测量受试者在睡眠中接触到的光线，并记录他们的睡眠数据、用药状况与心理状况，特别是抑郁症相关症状。

观测结束后又追踪了2年发现，即使夜晚睡眠时，曝露在仅5勒克斯光线下的老人，其抑郁程度也比睡在全暗房间者比例高。10勒克斯的亮度，约等于在黑暗中能看见一步之遥的蜡烛，而5勒克斯约等于街灯从窗户射入房间里的亮度。

抗抑郁，先关灯睡

研究者大林贤史接受《时代》杂志采访时说："对预防抑郁症来说，睡在全黑的环境，或许是一个新奇但可行的选择。"

大林贤史在2013年发表过另一个研究，提示开灯睡觉容易发胖，该研究发表在《临床内分泌与代谢杂志》(电子版)。

该研究调查了2010~2012年日本奈良县528名老人，结果发现，睡在3勒克斯以下光线的老人和9勒克斯相比，后者发生肥胖或血脂异常的概率是前者的1.9倍。探究原因，是因为光线会影响昼夜节律，睡眠中若点灯会影响熟睡程度，导致睡眠不足，并促进食欲素（orexin）的分泌。

不想抑郁、肥胖上身，睡前关掉包括电视、手机、平板电脑等所有设备。也关掉所有灯，只要保证半夜起床上厕所不会踢到东西、跌倒的亮度就好。

另外，一早起床就打开窗帘，接受美好的阳光，帮助身体重新建立昼夜节律。慢慢地，你会有个固定的睡眠。

老话一句：睡得好，人不老。

1. 睡太少、睡眠品质不好，会让端粒变短。好好睡觉才能减少某些老化效应的冲击。

2. 周末或假日偶尔晚睡或补觉，最好不要超过1小时，避免心脏病、肥胖找上门。

3. 不要靠酒精助眠，因为酒精会产生耐受性，也就是随着时间的推移，你需要喝更多酒才有同样的放松效果，这会让你的人生难题从失眠变成酒瘾。

4. 不想抑郁、肥胖找上门，睡前除了关掉手机、平板电脑、电视外，也关掉小夜灯，只保证室内有半夜起床上厕所，不会踢到东西、跌倒的亮度就好。

5. 晚归的加班族不要去便利点买东西，因为光线刺激会阻断褪黑素的分泌，也会延迟入睡。

PART 4

防病

提早预防，
缩短抱病寿命

4.1 中年以后多约唱KTV，因为口腔也有衰弱症

　　医疗的突破让我们比前人活得更久，但我们要的是生龙活虎到最后一刻，而不是失能卧床到生命终止，因此慢老的另一个关键是预防疾病，而且也一定要预防。

　　肺炎已经是台湾地区十大死因的第三名，死于肺炎的人比肺癌还多。其中吸入性肺炎是常见的病因，饮食时呛到，口咽分泌物流到气管，病菌侵犯肺部导致肺炎。日本有报道指出，日本死亡证明里死因是肺炎的人，推测约七成其实是衰弱症。

　　随着年龄渐长，健康状况急转直下，丧失独立生活的能力，以致失能卧床。这种身心显著衰退的现象，称为衰弱症（frality）。衰弱症并不是单一疾病引起的，却是失能的起点。日本老年医学会从2014年起，就不断呼吁各界重视衰弱症，例如体重减轻、走路变慢、肌力降低等都是衰弱症的指标。

　　衰弱症在台湾渐受医学界重视，台湾老人4.5%有衰弱症，41.5%还在衰弱前期。

常口渴、吃饭噎着、脸上粘饭粒，注意口腔衰弱症

　　多数人对口腔功能衰弱还感到陌生。口腔衰弱也是衰弱症之

一。牙齿缺失、唾液分泌减少、味觉退化、神经功能反应慢等，都会造成口腔衰弱。日本东京大学高龄社会综合研究所特聘教授辻哲夫与饭岛胜矢研究发现，老人从健康走向衰弱，第一阶段就是营养，也就是从饮食与口腔健康开始退化。

口腔衰弱症征兆常是容易忽略的小事，如常口渴、吃饭容易噎着、口臭变明显、脸上常粘有饭粒、开始爱吃软的食物、口齿不清等。因为当事人很难察觉，如果家中长辈出现这样的情况，建议去牙科检查。

东京都健康长寿医疗中心口腔齿科外科部长平野浩彦接受《日本经济新闻》采访时指出，这些征兆看来事小，但如果不多加注意，由于吞咽不佳，胃口不好，导致营养状况恶化、体力下降，未来就容易失能卧床。

更重要的是口腔衰弱可逆转，提前预防，可以恢复。预防口腔衰弱，必须训练脸部肌肉。脸部肌肉训练从中年就得开始。

首先，吃饭时细嚼慢咽。不只是为了消化，更为了训练脸部肌肉。"和身体肌肉一样，脸部的肌肉也要训练。"平野说。而且吃饭时，记得用臼齿，因为吃较软的食物，常会用前面的牙齿，久而久之，也会造成脸部肌肉出现衰弱征兆。

口腔体操也有效。"Papapa、tatata、kakaka"等，快速发三个短音强化唇、舌的功能。看书、看新闻时，试着读出声音来。唱歌也能训练口腔肌肉。而每六个月定期去牙科检查，确保牙齿与口腔健康，也是维持健康寿命的关键。

能吃、能咬、能笑到老，你我都可以多做一点。

4.2 清除大脑的"垃圾"，从牙齿开始

牙医总是苦口婆心劝你吃完东西就刷牙、勤用牙线，以及每半年洗一次牙。现在又有一个重大的理由必须听牙医的话，就是洁牙能预防失智。

日本爱知县国立长寿医疗研究中心确认，牙周病会恶化失智症，因为牙周毒素会增加大脑中的"垃圾"。这项研究成果将发表在国际医学期刊。

占失智症六成的阿尔茨海默症是因为大脑中 β 淀粉样蛋白堆积，造成神经细胞慢慢凋亡。研究小组用已经发病的老鼠让它们感染牙周病菌，和没有牙周病但依旧罹患阿尔茨海默症的老鼠的大脑相比，5周后发现，有牙周病的老鼠海马体里 β 淀粉样蛋白的量增加1.4倍，而且记忆力、学习力也下降了。

名古屋大学教授道川诚接受采访时指出，从罹患牙周病的老鼠脑内发现，牙周病菌产生的毒素会攻击免疫细胞，因此会增加各种蛋白质，包括增加 β 淀粉样蛋白的量。

10年以上的牙周病患，失智风险增加七成

　　台湾的相关研究也同样发出警讯。从台湾人口资料分析，罹患牙周病10年以上的患者，日后失智风险增加七成。

　　台湾中山医学大学张育超教授与博士生陈昶恺医师追踪9291名慢性牙周病患者及18700名未罹患牙周病者当作对照后发现，10年以上的牙周病患，失智风险增加七成。陈昶恺接受英国《泰晤士报》采访时指出："这项研究支持了一个观点，即牙龈疾病产生的促炎性细胞因子可能会促发神经退化性疾病，最终导致患者患上阿尔茨海默症。"

　　美国西弗吉尼亚大学医学院也发现，牙齿疾病与记忆丧失关系密切。研究人员通过对60岁以上患者的健康体检资料分析，发现牙齿疾病导致的炎症反应与记忆丧失有关联，记忆测试得分较低的老人和导致牙齿疾病的病菌有关。"这对高龄人口的健康有极大意义，面对暴涨的失智人口，保持口腔卫生就有可能降低失智的风险。"西弗吉尼亚大学口腔矫正学博士理查德·科特（Richard Court）说。但有医学界人士认为，虽然已经得知牙周病和失智相关，也不代表多刷牙就能预防失智症。

　　不过，维持牙齿健康总不会错，因为九成台湾人罹患不同程度的牙周病，防治牙周病刻不容缓。

　　牙周病通常源于口腔卫生不佳，牙菌斑堆积在齿缝、牙齿与牙龈交界处，并钙化成牙结石。牙结石若持续堆积，往牙龈下延伸，会在牙根与牙龈之间的缝隙形成类似口袋的"牙周囊袋"，封闭环

境有利厌氧菌滋生，牙刷也刷不出来。这些病菌会长期分泌毒素，影响牙龈与牙齿健康，严重者可能会引起牙齿脱落。

有些人问，为什么每天刷牙还会得牙周病？因为你刷得太草率，以及没有使用牙线的习惯。

刷牙重点先要选择小刷头的牙刷，在口腔中比较容易旋转与深入，将刷毛放在牙齿与齿缝间慢慢刷，每一次刷两三颗牙，重复刷10~15下。并且养成使用牙线的习惯，将两手指间的牙线绕成C形，向前向后清洁齿缝两面。

慢慢刷牙、认真用牙线，无疑是聪明的健康投资。

4.3 缓解胃食管反流？答案可能在你的鼻子

　　随着年龄增长，食管下端的括约肌变得松弛，胃食管反流成为老年人常见的肠胃道疾病之一。食管若常常被涌上来的胃酸冲刷，更会增加患食管癌的风险。如何缓解胃食管反流？答案可能在你的鼻子。

　　新加坡中央医院研究人员发表在《美国胃肠病学杂志》的文章指出，36位正在接受制酸剂治疗的胃食管反流患者严重嗝气，15位患者接受标准化的腹式呼吸训练，另外21位患者作为对照组。

　　4周后，六成试验者嗝气严重程度降低，而对照组没有变化。试验组胃食管反流症状也得到了缓解，并提高了生活品质。4个月后，这些成效依旧保持。

　　另一个发表在《美国胃肠病学杂志》的研究也发现，19位轻微胃食管反流患者，每天练习30分钟腹式呼吸，强化横膈肌，1个月后，食管酸碱值测量发现分数较高，9个月之后，多数患者降低用药量。

　　"边吃东西边说话，呼吸不自觉加快，空气从口入后导致胃酸反流。学会正确呼吸，不会给胃制造压力。"研究者乔治敦大学内科医师艾琳·查巴蒂（Aline Charabaty）接受媒体采访时，也提到腹式呼吸的好处。

腹式呼吸为什么对胃食管反流有帮助

食管括约肌是胃和食管间的屏障，它允许食物从胃穿过后便关闭，保持胃酸留在胃里。

但胃食管反流的患者食管括约肌无法紧闭，只能吃药甚至手术找回括约肌的功能。腹式呼吸通过运动，强化环绕食管括约肌附近的横膈肌。为什么不直接运动食管括约肌？因为食管括约肌是不自主肌肉，也就是无法控制，但横膈肌是自主肌肉，可以训练。

胃食管反流是指胃酸反流到食管产生胸闷、胸口灼烧、泛酸等症状，有些人会因此出现慢性咳嗽、呼吸困难等。长期的胃酸反流可能会造成食管炎、食管溃疡甚至食管癌。

除了食管括约肌的功能障碍外，烟、酒、咖啡等也会影响括约肌的功能而加重症状。另外，高脂、高热量饮食会使胃排空时间延长，从而加重症状。还有某些姿势如平躺，或过紧的裤子等也会因为腹部压力增加而产生胃食管反流症状。

腹式呼吸并不难，坐、躺、站都可练习

腹式呼吸是一种利用横膈肌的呼吸技巧，取代胸腔起伏的呼吸。吸气时，想象下腹部吸饱空气，吐气时，下腹部像气球般缩小。可将手放在肚脐下方，感受腹部随着呼吸鼓起、收缩。无论坐着、躺着、站着都可以练习。试着每天练习10次。

但如果头晕，也可能是因为练习过度，导致换气过度，此时应停止练习。隔天再尝试。

虽然腹式呼吸缓解胃食管反流的研究都还是小型研究，但它是没有不良反应的，值得受苦的人一试。

4.4 失智前期有机会逆转

"轻度认知功能障碍"（Mild Cognitive Impairment, MCI）是介于正常老化与轻度失智症之间的过渡阶段，就是患者本人觉得记忆力不佳，客观的认知功能检测也显示近期记忆减退，但其他认知功能正常，并不影响生活或工作。

虽然不是每个患轻度认知功能障碍的人最后都会变成失智症，但每年有10%~15%转变成失智症，比一般老年人高了10倍。台湾卫生部门公布，台湾65岁以上的老年人中，有18.8%有轻度认知功能障碍，约有57万人。

正因为失智是一种长期演变、衰退的过程，早发现、早治疗非常重要。日本《读卖新闻》报道，失智前期（即有轻度认知功能障碍）的人，在长寿医疗研究中心4年的追踪调查后发现，46%恢复正常，这项研究即将发表在国际医学期刊。

这项研究是以日本爱知县大府市4200位65岁以上未失智的市民，从2011年开始追踪4年，以国际MCI判定标准发现，当时已有18%（756人）具有轻度认知功能障碍。

4年后再度追踪检查，发现46%恢复到正常状态。检查包括记忆力、注意力、资讯处理能力与计划执行等四项，其结果让已经是超高龄社会的日本大为振奋，日本放送协会NHK还制作了以"失智症革命"为专题的系列报道，首集内容就是"终于知道预防之道"。

这项由长寿医疗研究中心倡导、爱知县大府市积极投入预防失智的运动，被称为认知运动。

逆转失智，不只靠运动，脑力活动也有效

认知运动一开始是日本厚生劳动省推动的健康促进事业之一，其核心内容是"在运动时也要动脑"，即在运动时同步提升大脑与身体的功能。

"研究发现，有氧运动虽然有助于提升认知功能，但效果有限，但认知运动以有氧运动为主，再给大脑任务，如边踩阶梯边计算，运动的同时也使大脑活化。"岛田裕之说。

日本国立长寿医疗研究中心将判定为轻度认知功能障碍的308位老人纳入研究，这些老人在接受认知运动后，发现可以提升记忆力并抑制海马体周边萎缩，海马体被称为"记忆与学习的司令部"。

认知运动使用阶梯为道具，用绳子在地上绑成阶梯状，如小时候玩的跳房子，但地上标数字，边跳边加数字。例如若是3的倍数，跳到对应阶梯时就要拍手，边训练下肢肌力边训练大脑。

台北荣民总医院神经医学中心研究也发现，对87名轻度认知功能障碍患者追踪1年后，发现其中24人转成失智症，没有持续下棋、做数独、玩电脑游戏等动脑活动的老人，转成失智症的风险比一般人高4.3倍。

不过群马大学名誉教授山口晴保评论长寿医疗研究中心的研究，认为参加调查的人基本上健康意识较高，能自主改变生活习惯，4年后本来就可能有好的结果。

　　即便如此，老年人被判为轻度认知功能障碍，还是有可能维持并改善症状，对老龄化社会仍具意义。

　　动脑、运动到老，是老龄化社会里每个人都该负的责任。

　　　　　　　　　　慢　老

4.5 "第三型"糖尿病害你失智

　　又多了一个理由少吃白米、精面等精制淀粉类食物，还有远离高油、高糖的垃圾食品。因为医学界已将目光转向阿尔茨海默症，认为它或许是种"大脑糖尿病"。

　　阿尔茨海默症是大脑里有不正常的蛋白质斑块沉积伤害了大脑组织，导致认知功能衰退，但至今原因不明。英国巴斯大学研究团队最近发表的研究首度指出，高血糖是阿尔茨海默症的引爆点，因为高血糖会干扰大脑清除淀粉样蛋白的机制。

　　过去科学界已经知道，高血糖及其产物会伤害细胞里的蛋白质，这个过程称为糖化反应，但不理解它和阿尔茨海默症间的联系。巴斯大学的研究发现，早期阿尔茨海默症患者的大脑其实已经糖化了，且这些糖化反应会破坏一种特殊的酶，研究人员相信，高血糖导致该酶活性降低，将是阿尔茨海默症的引爆点。

　　本论文的第一作者奥马尔·卡萨尔（Omar Kassaar）博士表示，摄取过多的糖可能会导致肥胖、糖尿病甚至阿尔茨海默症，所以应该好好限制饮食中糖分的量。

阿尔茨海默症被视为"第三型糖尿病"

失智已经成为老年人失能的主要因素。糖尿病与失智的关系是近年来科学界关注的话题。

早在10年前，有研究发现，原来不仅胰腺，大脑也会制造胰岛素。其中美国布朗大学的苏珊娜·德拉蒙特（Suzanne de la Monte）团队在实验室里阻断大鼠大脑里的胰岛素路径，干扰大脑对胰岛素的反应，发现大鼠丧失了学习能力和记忆力，开始呈现某些类似阿尔茨海默症的症状。他们也比较了健康人和阿尔茨海默症患者大脑中胰岛素和受体的含量，发现在学习及记忆有关的神经区域里，健康人胰岛素平均含量高出4倍，同时胰岛素受体高出10倍。因此，他们将阿尔茨海默症视为"第三型糖尿病"。

不管名称叫什么，糖尿病患者有六成概率会发展成各种形态的失智症，包括阿尔茨海默型、血管型。整体而言，罹患2型糖尿病的人，其记忆与执行能力将在老后会大幅衰退。

台湾地区的研究也呼应了这个假设。研究机构利用"健康保险研究资料库"大规模长期追踪12万名糖尿病患者，结果发现，糖尿病患者即使用药，患失智症的风险仍比一般人高六成；若患病又不好好吃药控制，失智症风险更比一般人高1.4倍。

"正因为糖尿病患者容易有认知功能问题，血糖若控制不佳，会加重失智症状，形成恶性循环。"桃园长庚失智症中心主任徐文俊表示。

当然，并非所有2型糖尿病患者都会失智，也并非所有阿尔茨

慢　老

海默症患者都有糖尿病。"如果你患有糖尿病，将有2倍的机会发展成阿尔茨海默症，如果你又不好好控制血糖、体重等，你的风险又会倍增。"加利福尼亚州立大学洛杉矶分校记忆临床学中心与老化研究中心加里·斯莫尔（Gary Small）医师接受媒体采访时表示。

血糖越高，失智风险越高

华盛顿大学研究人员也发现，就算未达糖尿病标准，只是血糖升高，也会增加失智风险。

由美国华盛顿大学研究团队发表在《新英格兰医学杂志》的文章指出，高血糖者即使尚未达糖尿病标准，罹患失智的风险也会提高。研究人员针对2000多名、平均年龄76岁的银发族进行将近7年的追踪，将血糖浓度纳入诱发失智症的可能因素，结果发现即使血糖被认为正常（6.4毫摩/升），失智的概率还是比血糖浓度仅5.6毫摩/升的人高出18％。

就科学而言，现在认定高血糖会诱发失智症言之过早，需要更多、更全面的研究。但就你我而言，采取行动好好控制血糖，不要走到糖尿病甚至失智这条路，是马上可做的事。还好适当用药以及改变生活习惯，就能保护我们的身体免受糖尿病威胁。

◆运动：运动可以增加胰岛素的敏感性。每周有氧运动累积150分钟即可。中等强度有氧运动，指运动时可以讲话但不能唱歌的程度。

◆**健康饮食**：吃天然食物，少吃含有隐形糖的加工食品。优先选择低GI（血糖生成指数）的食物，如选择糙米饭代替白米饭、面条等。

◆**维持正常体重**：别无他法，就是运动和节制饮食。

或许方法老掉牙，但想要有活力得变老，重在现在的执行力。

（本文感谢桃园长庚失智症中心主任徐文俊审稿）

1. 口腔衰弱症征兆常是容易忽略的小事，如常口渴、吃饭容易噎着、口臭变严重、脸上常粘有饭粒、开始爱吃软的食物、口齿不清等。因为当事人很难察觉，如果家中长辈出现这样的征兆，建议去牙科检查。

2. 唱歌、吃饭细嚼慢咽、看书念出声等，可以锻炼脸部肌肉，预防口腔衰弱症。

3. 在日本已经证实运动的同时动脑，可以逆转被称为"失智前期"的轻度认知功能障碍。

4. 吃些含益生菌的食物或发酵食品，就能改善动脉硬化，如酸奶、韩式泡菜、味噌等。适当多吃ω-3脂肪酸的食物，或蔬果、全谷类等高膳食纤维的食物，更有利身体健康。

5. 高血糖和失智症关系密切，采取行动好好控制血糖，如运动、维持正常体重等，不要走到糖尿病甚至失智这条路，是马上可做的事。

PART 5

生活

慢老的日常，
从改造环境开始

5.1 九成时间在室内，失眠、气喘等着你

慢老的日常，从改造环境开始。首先要改善的是室内污染。

由世界卫生组织欧洲地区办公室所发表的"室内建筑环境多重健康压力报告"指出，每个人每天平均花90%的时间身处四个墙壁的室内，这样的结果让我们付出了未知的健康代价，例如气喘、呼吸道疾病、慢性阻塞性肺病以及失眠等，国际市场研究分析公司YouGov为这样的现象创了一个新名词"室内一代"（indoor generation）。

我们是室内一代又怎样？顶多是少晒太阳和缺少运动，但世界卫生组织欧洲地区办公室不这么认为，过去20年来室内环境因为空气污染、潮湿、霉菌与不适当的温度，让一直待在办公室、教室、家里的我们饱受健康威胁，并加速衰老。

熟龄是室内空污的弱势

一提到空气污染，就联想到工厂的烟囱排放废气或是汽车尾气，但美国国家环境保护局指出：建筑物或家里的室内污染，比室外严重2~5倍。

英国萨里大学主导的一项国际研究表明，室内空气污染每年在

世界各地夺走几百万条人命，比室外空气污染致死的人数还多，但因为难以有效监控，常被人们忽略。

室内空气能坏到哪里去？除了从窗户引入的室外空气外，还有建材散发的有机挥发物、油漆涂料，藏在家具里的真菌、尘螨等。如果你经常在家做饭或爱点蜡烛，室内还有因为燃烧产生的一氧化碳、一氧化氮等。

许多研究已经证实，潮湿是引发呼吸道疾病的凶手，专家推测，这也是近年来全球气喘病患大增的原因之一。德国弗劳恩霍夫建筑物理研究所（IBP Fraunhofer）研究发现，长期待在潮湿的室内会增加四成气喘的诱发概率。

美国国家环境保护局指出，不良的室内空气质量短期内会造成眼睛瘙痒、鼻塞、喉咙痛、头痛、疲倦等，长期影响则严重得多，如呼吸道疾病、慢性阻塞性肺炎、气喘、心脏病等。

美国绿色建筑委员会成员盖尔·维托里（Gail Vittori）指出，特别是年长者，因为长时间待在室内，免疫系统功能减弱以及因年龄增长引起的各种疾病，面对室内空污更是弱势群体。

缺少自然光线，影响睡眠

长时间待在室内，也代表我们的生活切断了大部分的自然光线。

牛津大学睡眠和昼夜节律神经科学研究所主任拉塞尔·福斯特（Russell Foster）接受媒体采访时指出，200年来，人们从九成在户外工作变成低于两成在户外工作,"我们仿佛是户外生物,却花多数的时间待在昏暗的洞穴里"。

24小时的生物节律本来是和太阳挂钩的,叫我们起床、叫我们睡觉,如果缺少阳光,生物节律被打乱,就如同去不同时区旅行需要倒时差一样,会影响睡眠品质和健康。

YouGov指出,生物节律所需要的光线量远高于室内光线所能提供的。室内灯光在300~500勒克斯,从窗户射进来的光线约3000勒克斯,而户外光线为1万~10万勒克斯,要晒足30分钟,才能让生物钟规律运行。

幸运的是,只需要简单的方法就能实现加大日晒量以及减少室内空气污染。你可以马上采取行动降低室内生活的可能危害,如:

◆每天找机会去户外,例如和同事拿便当去公园吃午餐。

◆尊重生物节律,每天至少在清晨或傍晚晒30分钟太阳。

◆睡觉时关灯保持全暗。

◆每天开窗3~4次,让新鲜的空气进入室内。

◆降低室内湿度,例如洗澡时把浴室的门关上,常开除湿机。

◆不要用地毯,或是常清理地毯。

◆做菜时打开抽油烟机。

◆不要在室内晒衣服,或烘干衣服。

◆不要点蜡烛。

◆常打扫房间。

最简单也最有效的方法就是打开门,走出去。

5.2 待在室内导致汗腺失调？
三招练习流"好汗"

长时间待在室内的坏处是气喘、失眠、汗排不出去、代谢差，人还容易老。

待在恒温的冷气房，仿佛我们是冰河时期的人类，觉得身体有股热气排不出，常常容易疲劳或头脑昏沉。在日本出版数本流汗相关畅销书的五味常明，被称为"汗博士"。他发现，现在能正常排汗的人越来越少，不是流不出汗，就是只有身体局部流汗。

不管你喜不喜欢，我们就是会流汗。流汗主要的功能是散热，当体温升高时，排汗量就会增加。汗液中也有一种杀菌功能的蛋白质，这是一种天然的抑菌物质，可以杀死金黄色葡萄球菌、白色念珠菌等，是人体免疫的第一道防线。

身体密布了200万~500万个汗腺分泌汗水，在大量出汗的状态下，成年人一天约流10升的汗水，汗液是汗腺过滤血液形成的。"汗腺是第二个肾脏。"五味常明教授说。

而且不是只要流汗就好，还有好汗、坏汗之别。

好汗是小颗的、无臭无味、容易干且清爽的；而坏汗则是大颗的、有异味、不容易干且黏糊糊的。因为好汗接近于水，而坏汗残留较多的血浆成分，在皮肤表面繁殖细菌，因此容易有异味。坏汗会夺走身体所需的矿物质，容易引起昏沉或中暑。

五味常明教授认为，只要学会流好汗，可以排出毒素和老废物质，改善新陈代谢，并让身心舒畅，代谢好人就不容易老。要能流好汗，必备汗腺训练，因为现代人长时间待在冷气房里，汗腺容易萎缩，汗腺功能要重新训练，才能发挥作用。

• 泡澡

五味常明建议手脚高温浴以及半身微温浴。因为汗腺休眠从手指、脚趾开始，所以用34~42℃接近温泉的温度，让手脚的汗腺苏醒，泡10~15分钟即可。

另一个入浴方式是以36℃左右的水浸泡半身，温暖身体躯干，使身体自然发汗。入浴前后记得适时补充水分，入浴后用干净毛巾擦干汗水，让身体降温。

• 有氧运动

日本椙山女学园大学护理系教授菅屋润壹接受采访时，也建议在气温比较舒适的时间点出门健走，也可以适当关掉冷气并开窗，创造可以自然流汗的时机。

• 肌力训练

日本东京慈惠会医科大学附属医院康复科医师福田千晶更指出，想要身体聪明流汗，可以练习促进发汗的肌力运动。

因为在安静状态下，人体由肌肉制造的热能仅占20%~25%，但运动时肌肉产生的热能则占80%~90%，锻炼大肌群更能产生热能，引发出汗。

早稻田大学运动科学院荒木邦子另外建议3个不用上健身房、在日常生活中便能锻炼大肌群的运动。

◆中腰蹲：不需要深蹲，坐在椅子上就能刺激大腿股四头肌和下半身肌群。坐在椅子的前半部，背部往前延伸，抬起臀部，重心移到双脚，再以髋关节为轴心，背部再微微往前倾，再坐回椅子上。也可以在臀部接近椅面、还未坐下时再度抬起臀部。重复5~10次。

◆椅子腹肌训练：坐在椅子的前半部，骨盆往后倒，背靠在椅背上。左右脚轮流抬起接近胸部，之后两脚一起抬起。双脚再缓缓接近地面，到达地面前再次抬起双脚。重复30~50次，但建议量力而为，不要为了增加次数而使腰肌劳损。

◆单手提包腹肌训练：单手拿包，双脚与肩同宽，身体往拿包的那边倒，再回到直立的姿势。换手拿包，左右重复5~10次。

三个练习让你好好流汗，夏天也能过得健康又神清气爽。

5.3 晒太阳也能瘦，20分钟轻松燃脂

总是待在室内的危害超过我们的想象，打开门走出去，苗条、强健、开朗、充满活力等形容词，都在户外等着你。

因为胖了就老了。不只身体老，脑子也跟着老。

发表在《衰老神经生物学》（*Neurobiology of Aging*）的研究发现，超重或肥胖的人脑白质和瘦子相比，显著减少，而且随着年龄增长，一直维持十岁左右的差距。脑白质是大脑不同部位互相沟通的结缔组织，被视为反映大部老化程度的指标。

你最关心的体重问题，可能和晒太阳的时间有关。加拿大的科学家最近发现了一种新的脂肪燃烧机制，就是晒太阳。

加拿大阿尔伯塔大学糖尿病研究所主任皮特·莱特（Peter E. Light）带领的研究团队发现，人体皮下脂肪会感受到阳光中的蓝光刺激，因此减少脂肪储存并改变脂肪细胞大小使其缩小，这也解释了，为什么我们在冬天总是容易胖，更宣告晒太阳真能减肥。该研究发表在近期的《科学报告》上。

冬天为何容易胖

莱特及其研究团队将皮下白色脂肪组织取下，在蓝光下暴晒4小时，对照组则在黑暗中，发现这些细胞组织暴晒后有明显不同。

11天后，和在黑暗中的脂肪组织相比，蓝光暴晒的脂肪颗粒开始变少、缩小，"这些细胞不再储存那么多脂肪了。"莱特对媒体说。从另一个角度看，没晒到阳光的脂肪储存较多脂肪，这也解释了，为何冬天人们体重更容易直线上升。

白色脂肪被称为"坏脂肪"，因为它会将原本应该燃烧的热量储存起来。这类脂肪细胞会导致肥胖、糖尿病及心脏病等代谢疾病。白色脂肪很容易找到，就是摸摸你的肚子或大腿，那些白花花的肥肉就是。

此研究找到了晒太阳是白色脂肪组织自我消耗的通路。不过，目前仍不清楚多少光照强度、持续多久才能使体内的白色脂肪有效分解。

美国西北大学的另一项小型研究则提供了减肥相关的日晒时间点、时长的建议。研究发现，每天早晨只需晒20~30分钟太阳，就有助减肥。

科学家邀请26名男性和28名女性参与实验，他们须在手上佩戴监测仪，以便监测他们每天的光照量与睡眠。研究发现，越早起床晒太阳，BMI值越低。阳光就和吃进的热量、运动量、睡眠时间、年龄一样，是体重的影响因子，而且影响率高达20%。

美国西北大学范伯格医学院神经学徐教授（Phyllis C. Zee）指出，因为阳光可以调节身体内在的生物钟和昼夜节律，所以能使体内的热量消耗维持平衡，"该研究传递的讯息是，你应该在早上八点到中午以前多晒太阳，20~30分钟就足以影响BMI值"。

只要不过量，晒太阳零成本、无风险，值得试一试。

5.4 想减肥？先消灭厨房的"体脂肪"再说

讨厌，体重怎么没减？杂乱的厨房可能和你的腰围有关。

美国康奈尔大学研究发现，身处一个杂乱无章的厨房，会让你失控乱吃造成发胖。研究者认为，待在一个杂乱无序的环境里，会让人倾向吃下更多食物，因此增加体重。

该研究将98名女性受试者分为两组，被分属在两个厨房。一个厨房杂乱无序乱糟糟，另一个厨房则整洁、安静，但两个厨房都放有甜饼干、咸饼干和胡萝卜。

研究发现，待在杂乱厨房的人在10分钟内，比待在干净厨房的人多吃了2倍的饼干，多摄取了53千卡热量。待在杂乱的环境中会让人对饮食失去掌控。"别人都这样，我为什么不可以？"研究者伦尼·瓦塔尼安（Lenny Vartanian）对媒体说，她认为，虽然这个研究针对女性，但男性也是如此。

另一位研究者布莱恩·文森克（Brian Wansink）也指出，这个研究提醒大家，诸如杂乱的办公室、居家环境等，都应该被修正来帮助人们控制饮食，作为体重控制的解方。每个人也应该知道，环境会使你无意识地吃太多。

杂乱的居家环境和多吃都是失控

《瘦子房间的秘密》的作者彼得·沃尔什（Peter Walsh）也认为，因为当我们的卧室、厨房、餐厅变得杂乱时，更容易让我们的身体产生垃圾、形成肥肉，更会消磨我们拥有丰富、健康生活的能力。

因为无意识地多吃和杂乱的居家环境，往往是一种失控的表现。例如，很多人厨房很乱，因为看到网上有人分享新的调味料，好像很好用就买了；或到超市看到买一送一的橄榄油，忍不住又下手了，最后连橱柜塞了什么东西都不清楚。

厨房这么乱，也就懒得自己整理、做饭了，于是增加了外食机会，也容易吃比较不健康的食物。

消灭厨房"体脂肪"可以这样做：

◆第一步，丢掉所有免洗餐具以及过期的米、面条、调味料等。坏掉的电器或几乎不用的厨具也丢掉。然后移除不属于厨房的东西，如玩具、手工艺品或装饰品。

◆第二步，丢掉破了、脏了、不成对的碗筷、杯子，或不实用（例如挤蒜头器）的东西。

◆第三步，开始清掉自己没那么喜欢，或是过去一年没用过的东西。例如赠送的马克杯、从娘家拿来的盘子等。反复告诉自己，厨房就应该放用得到且自己喜欢的东西。

◆第四步，保持料理台面的整洁。每样东西如酱油、油、糖盐罐都有自己的固定位置。干净的料理台面会让料理更容易，清理也更容易，这也会促使自己多动手做菜，吃更健康的食物，也就比较容易瘦下来了。

冰箱不是食物储藏箱

有些人一打开冰箱，瞪着胡乱堆放的食物甚至变味过期的食物，不知道该怎么准备一餐，干脆出门吃或点外卖了事。实际上，冰箱只是暂时保存食物的地方，并不是杀菌箱，也就是说东西放久了，还是会变质。

清理冰箱第一步先把腐烂的苹果、青菜丢弃，也顺便查看一下芥末、果酱、泡菜、蛋黄酱等是否过期。

冰箱最上层冷气最足，应该放熟食。第二层放生鲜，如鱼肉等。

但重点是，买菜前清掉坏掉的食物，并保证待会儿出去采买真正需要的食物。购物时，不要被买一送一等促销方式所迷惑，因为买得多通常就会多吃。

此外，冰箱里应该放的是低卡的常备菜，以及可以顺手就能烫好的蔬菜，这才是一个会瘦的冰箱以及会瘦的厨房该有的样子。

5.5 "女汉子"的包包总是很大！别让焦虑吞噬你的青春

所谓控制环境葆青春，不只是居家，还包括你背在身上的包包。

我们习惯把公事和家务都扛在肩上。翻开每天背的包包，里面有手机、手提电脑、钱包、笔记本、折伞、化妆包、移动电源、环保袋、小外套、要修的眼镜、小孩忘了带的联络簿……而且大包里还有小包，钱包里除了现金外，还有卡券。

日本职业咨询师横田真由子从业12年，辅导过2000多名职业女性后发现，"女汉子"的包包通常很大。

科学也证实了她的感受。香港大学和新加坡国立大学联合发表研究，发现和拿小包包的人相比，总是背大包包或拿大购物袋的人，心理压力较大，焦虑程度较高，交谈的话题也比较沉重。

焦虑、抑郁的时间越久，被称为"细胞的生命时钟"的端粒就越短，也就越容易变老。

沉重的包包让我们付出肩颈酸痛的代价

例如单侧背大包，因为沉重，会不自觉耸肩，久而久之就容易肩颈疲劳、酸痛，甚至向上导致头痛。挽式包看似优雅，若包包过重，也容易使肩胛提肌或肱二头肌拉伤。上班族常常包不离身，如果包包过重，也容易发生网球肘等问题。"小包包代表有限的人生，里面只装得下有限的东西。"横田真由子在所著的《小包包教我真正重要的事》里说。

纽约脊骨神经医师凯伦·埃里克森（Karen Erickson）接受《华尔街日报》采访时提到，他们发现女性背的包包重达1.4~2.3千克，有的甚至达5千克。国际脊骨神经科学会建议，<u>双肩背包的承重量最好在体重的10%以内，侧肩包则建议低于体重的5%</u>。

若要限制重量，不能像现在这样无限制地把东西塞入包中，一定要断舍离。

横田真由子说，我们不可能带着所有想带的物品出门，因此更需要谨慎选择应该把什么装进去。带小包包出门，就必须重新检视随身携带的物品，如此一来，也不得不思考一整天该做的事情。而这也相当于重新审视自己想在人生有限的时间里做什么。决定优先顺序、选择物品放进包包的有限空间中，在这个过程中，也能确立自己的价值观。

不过，一旦决定要背小包包，马上焦虑症上身，要怎么做才能实现小包出行呢？

日本著名杂志《CanCam》建议"两个必要""三个不要"：

√ <u>必要一：每天一定要带的东西。</u>
√ <u>必要二：必用的东西。</u>

× 不要一：有两个以上的相同或相似物品。

× 不要二：为了万一所准备的相同东西。

× 不要三：已经用旧的东西。

就算是一定要带的东西依旧要尽量精减。例如钱包里有少许现金、一张常用的信用卡或银行卡就够了，不要把钱包当收纳包。

化妆包也该想想补妆时哪些是必要的，口红需要那么多不同颜色吗？请严选补妆必需品。

《断舍离》作者山下英子还有一招。她建议准备一个篮子，每天晚上回家后，把包包里的东西全部拿出来，放进篮子里。经常检查随身携带的东西，手提包内的东西不会丢失，也能补充快用完的文具，更不会随身带着不需要的东西。

例如，她本来每天都带着粉底，后来发现，自己根本不补妆，所以粉底就从包包里"断舍离"了。

通过背小包包，强化我们分辨重要事物的能力，选择并找到真正需要并喜欢的物品。从拿小包包开始练习整理人生，过简单又富足的生活吧！

5.6　检查看看，你"数码失智"吗

　　脸书会提醒你好朋友的生日；每日行程存在手机里；开车靠导航系统；一有什么不知道，就抓起手机搜查求助；写报告则用"复制粘贴"。从来没有一个时代像我们这么依赖一个机器，但这样会不会过头？科学界也有相同的担心，已经开始关注智能手机超载使用对大脑的危害，尤其是独立思考能力。

　　加拿大心理学家戈登·彭尼库克（Gordon Pennycook）发表在《电脑与人类行为》杂志的研究指出，过度使用智能手机会让大脑变懒。

　　该研究观察了660位受访者，发现面对问题倾向直觉式思考的人，依赖手机的程度越高。若重度依赖手机，恐怕会使解决问题的能力更糟。而倾向用逻辑解决问题的人则不太依赖手机。"过度依赖手机提供资讯，而不愿意自行思考解决问题，这一发展可能是有害的。"共同作者纳撒尼尔·巴尔（Nathaniel Barr）接受媒体采访时说。不过，智能手机的问世以及大量使用不到20年，还需要更多研究证明它对大脑的影响。

一心多用对大脑如同大麻

　　毋庸讳言，数码科技正在改变我们的阅读行为、大脑运作，科

学界也在持续关注此现象。德国脑神经研究学家曼弗雷德·斯彼策（Manfred Spitzer）对此现象深感忧心，他将过度使用数码科技导致认知功能丧失的现象称为"数码失智"（digital dementia）。

已经确认数码科技对大脑的影响包括一心多用可能会拉低智商。我们已经习惯边看电视边玩手机；上班对着电脑，一边开着QQ聊天，一边回邮件，一边网购。哥本哈根大学的研究发现，当我们这样做时，大脑会释放一种激素，让我们觉得像吸了大麻般很爽，以为自己很强。

专注力已经成为人类稀缺能力。得克萨斯大学奥斯汀分校研究发现，只要手机还在视线范围内，专注力、记忆力都会明显下降，就算关机也一样。"当我们要求自己不要想着手机、不要分心时，就会耗掉有限的认知资源，这就是脑力流失。"研究者阿德里安·沃德（Adrian Ward）对媒体说。

因为如果专注地处理一件事，资讯将会储存在被称为"大脑图书馆"的海马体中，但如果大脑如同杂耍的猴子一心多用时，资讯将会被送到纹状体，这里通常被用来计划行动或激励，导致资讯越来越难被唤起。哥本哈根大学研究人员发现，当资讯老是被储存在错误的地方，将会形成一个新的路径，与我们开车时习惯走老路是一样的，新路线总让人不知所措。

手机影响睡眠也是肯定的。发表在《美国科学公共图书馆》（PLOS One）的研究发现，白天使用手机的时间越长，尤其在应该睡觉的时候还在看手机，将会造成睡眠不足以及睡眠品质不佳。手机、平板电脑的蓝光将会阻止人体分泌褪黑素，它是与睡眠息息相关的激素。

但是，我们回不去了，怎么办？可以通过以下方式温和地调整作息。

- **避免一心多用**

既然已经知道，大脑并不喜欢一心多用带来的压力，就应该专心做事。工作时关掉各种社交软件的提醒通知，等工作完成后，再刷屏浏览。

- **善用关闭提醒功能**

让同事知道你只会在固定的时间段处理信息，有急事请打电话。提醒自己不要去点那些明知只是刺激你点击冲点阅率的文章，留点时间给深度阅读和思考。

- **睡前1小时离线**

一整天都在使用手机，把睡前1小时留给自己，也留给大脑，用深度睡眠把废物排出去，维持思路清晰。

- **维持真实接触**

常在餐厅看到难得全家人或好友聚餐，却各自低头在看手机。抬起头，看着他们的眼睛，那是你人生的珍贵时刻。

既然已经知道，过度使用手机对大脑可能带来的伤害，新数码时代需要你我重新思考，设定大脑和手机的使用准则。

5.7 你退休就失智的风险有多高

用尽废退，大脑也适用。一项针对50万名欧洲退休人员进行的调查发现，与60岁就离开职场的人相比，65岁退休者罹患阿尔茨海默症的概率降低14％。

法国国家卫生研究院主任卡罗尔·杜福（Carole Dufouil）接受采访时说，这项研究检视了法国境内429000多名职场人的健康和保险记录，结果发现，过了退休年龄，"每多工作一年，罹患失智症的风险就会跟着降低3.2％"。

就算延后退休，但退休总会来临，如何退休而不失智？

在日本，号称看过1万人大脑的河野临床医学研究所北川诊所所长筑山节在《不得退休失智症》一书中指出，只要能创造迎接新事物的大脑，退休后就不用担心失智。

他指出，所谓"退休失智症"是生活习惯长期伤害大脑，最终导致认知障碍，只是非常多的人刚好卡在退休出现这一现象，在医学上没有"退休失智症"这个名词，但在日本医学界认为这种现象司空见惯。

他认为，大脑功能下降导致失智的风险，在退休前就潜藏在脑中。许多人不在乎失智风险，安然地过着社会人的生活，退休后，大脑突然陷入不安状态，则有可能导致失智。

慢　老

自我检视，退休失智风险有多高

你或你的家人有可能退休就失智吗？筑山节提出以下测试要点：

如果你40~50岁：

◆对工作没有信心。

◆下班回家的时间不固定。

◆工作没有计划。

◆和二十几岁相比，体重明显增加。

◆健康体检发现患有血脂异常、高血压或糖尿病等。

◆单身，没有兴趣爱好，身边也没有可以谈心的人。

◆无法充分休息。

◆常常一天讲不到几句话。

◆常感觉身心压力大、眼睛疲劳、肩颈酸痛。

◆几乎不外出，几乎没晒不到太阳。

以上十题若有五个符合，表示大脑功能亮黄灯。筑山节建议，现在就要改变生活习惯。

不过，大脑功能下降不是一两天造成的。想想你二三十岁时，是否有以下生活习惯让大脑提前退休？

◆生活不规律，起床、就寝时间不固定。

◆因为工作和社交，睡眠质量不好，例如每天睡不到6小时。

◆三餐时间不固定，常不吃早餐。

◆几乎每天都喝酒；最近常喝酒助眠。

◆ "资讯偏食"，每天只关注和工作有关的事，回家仍想着工作。

◆常加班，几乎没有休息日。

◆单身，没有兴趣爱好，身边也没有可以谈心的人。

◆健康体检常有异常，例如尿酸高、肥胖或肝功能异常等。

◆对自己没有信心，未来职业规划不明确或没有规划。

以上九题符合的项目越多，表示大脑可能存在长期伤害。年轻时维持这样的生活习惯，老了就容易得"退休失智症"。

防失智，你需要打造"生活脑"

筑山节进一步建议，上班族创造了工作专用的大脑。退休后，不使用工作专用的大脑了，必须开始善用大脑其他部分，如购物、做家务，什么都好，就是必须创造能接受新事物的大脑。

筑山节提出"不得退休失智症三阶段"，他自己也在实践：

• 第一阶段：不要改变生活习惯

"我每天早上四点半起床、五点遛狗、六点二十五分看电视做体操，双休日也一样。就算每天工作量不同，但起床时间固定后，作息大致会相同，要拥有自己的生活节奏。"筑山节接受媒体采访时说道。

● 第二阶段：不要过度

筑山节考量体力的界线在45岁，在45岁辞去外科医师的工作，慢慢改变工作方式。年轻时熬夜也无妨，现在则不勉强。白天好好工作，晚上好好休息。"<u>当自己想清'不要太努力'这一点后，反而能努力工作。</u>"筑山节说。

● 第三阶段：接受新事物

筑山节开始利用语音辨识软件写书。在公交车上一有新点子，就对着手机说话录音，他亲身示范接受新事物的好处。

筑山节也建议各位妻子，不要因为丈夫退休而改变原有的生活；不要因为丈夫在家，为了配合他，就牺牲自己的嗜好与交友，否则有可能两人同垮。

"大脑是很厉害的器官，只要好好使用，一生都不会枯竭。"筑山节再次鼓励大家，好好保养大脑，即使年龄增长，大脑依旧会很有元气地为你服务。

1. 室内污染是室外的2~5倍，每天至少打开窗户3次，让新鲜的空气进入室内。

2. 学会流好汗，可以排出体内毒素和老废物质，改善新陈代谢，这样不容易老。可以通过泡澡、有氧运动、肌力训练等流出好汗。

3. 待在一个杂乱无序的环境里，会让人倾向吃下更多食物，也更容易增肥。想要减腰围，先整理家里的厨房。

4. 小包包代表有限的人生，从背小包包练习断舍离，只带真正需要的东西出门。

5. 国际脊骨神经科学会建议，双肩背包的承重是最好在体重的10%以内，侧肩包则建议低于体重的5%，避免对脊椎造成过大负担。

PART 6

情绪

就是这些性格
让你显老

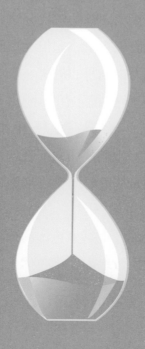

6.1 这五种性格要改，因为让你老得快

"我觉得昨天上台做报告表现得不好，昨晚回家后一直翻来覆去睡不好。"面对同事懊恼自己表现不佳而失眠，你也许会劝他，告诉他其实表现没那么糟，或过去了就不要再想了，但那位同事往往会回答"没办法，我的性格就是这样。"

这个回答看来似乎是追求卓越，但这样的性格会伤害细胞DNA，影响健康，也会让你老得更快。

不断反复思考同样的事，如同妖女的歌声，让你深深陷入无法自拔，仿佛继续想事情就能解决问题，或是继续想就会想清楚自己为什么那么倒霉。

这样做看起来是想找到问题的解决办法，却只是不断被卷入漩涡，陷入自我批判的负面想法里，非但无法解决问题，反而让自己的感觉更糟，持续让压力影响身心健康。

诺贝尔生理学或医学奖得主伊莉莎白·布雷克本（Elizabeth Blackburn）在与人合著的《端粒效应》中指出，女性照顾者对压力事件的反应越情绪化，她们的CD8细胞越容易老化，细胞含有的端粒酶活性就越小。CD8是重要的免疫细胞，受到损伤时会刺激炎性物质的释放。

端粒是染色体的末端，也是染色体的保护套，保护染色体的完整性。随着细胞分裂的次数增加，染色体上的端粒就会越来越短，

短到不能再短时细胞会停止生长，进入老化或衰亡，因此又被称为"细胞的生命时钟"。

与悲观者相比，乐观者罹患心脏病的概率降低30%

不只是喋喋不休，还有愤世嫉俗的敌意、悲观、胡思乱想以及思想压抑等五种性格，都是科学认证会让你老得快的原因。

《端粒效应》中指出，怀有敌意的人无法信任别人，就算面对排队，他们不是想"我讨厌排队"，而是想"一定有人插队才需要排那么久"。这种人常生闷气，或恶毒地批评别人。在心理测量里愤世嫉俗敌意高的人，常会用大吃大喝、抽烟、喝酒来消极应对，这种人更容易得心血管疾病、代谢疾病而无法长寿。

悲观也使人老得快。范德堡大学医学院副教授希拉里·廷德尔（Hilary Tindle）追踪97000多名50~70岁女性长达8年发现，生性乐观的女性和悲观的女性相比，死亡率降低了16%，罹患心脏病的概率也降低了30%。

廷德尔对媒体说，<u>乐观的人较少抽烟、社交生活比较活跃、体形维持得较好，这些都是影响寿命和健康的主要因素。</u>

专注力已经是现代人的稀缺能力。微软研究发现，活在数码时代的我们，专注力只有8秒。

哈佛大学心理学博士马特·基林斯沃斯（Matt Killingsworth）设计了一款追踪人们幸福指数的软件，以了解志愿者的真实感受。通过对收到的超过65万份资料分析后发现，人们越是全神贯注，越容易感到幸福，胡思乱想的时候最不开心。"大部分的原因是我们胡思乱想时，多半会想到忧愁、焦虑或后悔的事。"他在网络公开课演讲时说。

不只是胡思乱想，我们的内心深处往往也深埋不开心的想法和经验，拼命想压抑或消除这些黑暗面，不想让那些念头闯入心灵，但这样的压抑往往会伤害健康。就如同节食时很想吃甜点，明知不该吃，一直压抑，想吃的念头却不断反扑，最终意志力失守，我们就更讨厌自己、更沮丧。

压抑使你更显老

刻意压抑过去痛苦的感受，反而会制造压力、焦虑以及影响自尊，也和常见的抑郁症、焦虑症和创伤后遗症有关。很多研究发现，抑郁、焦虑越久，端粒越短。

如果发现自己的性格有这些特性，需要改吗？但古话不是说"江山易改，本性难移"，这样的性格还能改吗？

其实，性格是先天遗传和后天环境共同塑造出来的，<u>了解自己的性格特点可以让自己变得更有力量</u>。当这些负面情绪再度席卷自己时，也许你还是无法控制自己不要有这样的感觉或念头，至少能觉察自己又被这样的负面模式掌控了。退回一步，问自己要被这样的感觉控制多久？

正念训练、静坐等方法，能帮助你锻炼觉察力。布雷克本在《端粒效应》里的提醒很受用："我们一天的念头多达5.6万个，如果你练习觉察，就会发现九成的想法其实以前就出现过，这些想法不值得让你念念不忘。"

想要老得慢，从了解自己、觉察自己、与自己和解做起。

6.2 锻炼宽容力，不要成为"暴走老人"预备军

在公交车上怒吼年轻人不让座，在便利店、超市大骂店员服务态度不好……近年来"暴走老人"越来越多。

以往人们对年长者的印象是，有经验、有智慧、行事谨慎、生活平静，但在现今社会，越来越容易遇到行为失控的年长者，脾气暴躁、动不动就发飙。日本芥川奖得主、纪实作家藤原智美用"暴走老人"来形容这些行为和情绪失控的老人。

藤原智美分析，就算是年轻人要跟上时代，都得花不少力气吸收信息、不断学习。这个时代的年长者身处高速发展的社会，什么都要快，他们通常无法接受，也难以跟上或适应，有一种被孤立的感觉。积累这种不安与紧张，在某个外力事件触发下，就容易爆发。"**暴走老人增加，或许是为了抵抗这个令人疲惫的社会。**"藤原说道。

"以后叫出租车，可以用手机预约，很方便。"出租车司机对93岁的作家佐藤爱子说。佐藤爱子说，她不会用，没想到这位年长的出租车司机说："其实我也不会，还被孙子瞧不起。"佐藤爱子用幽默的语调写出年长者的心事，引起共鸣，她的书在日本大卖65万册。

日本自卫队前心理教官下园壮太则从心理学角度出发，在其出版的《宽容力的秘诀》中分析，随着年龄增长，总认为自己是对的，无法站在别人的角度思考，无法和价值观相异的人对话。"宽容力低，才变成暴走老人。"他在接受采访时说。

过劳降低宽容度，是抑郁的前兆

下园壮太发现，出现控制力差、越老越顽固的长者，部分原因是随着年龄增长，精力降低。控制情绪需要足够的精力，精力不足，懒得和意见不同的人讨论，再加上倚老卖老，若是过去"照我说的做，不需要讨论"的行为总是成功，会让这些年长者自以为不需要和别人沟通。

会成为暴走老人的另一个原因，是坚持上下级关系。一旦发怒，就会演变成如同原始人般的"山大王"的上下级关系，发怒后往往由上下级关系来决定胜负，也就是我年纪大，我说了算。

他也特别提醒，成功人士退休后更要自觉控制情绪。退休后在身边唯唯诺诺的人少了，变得多疑，提高对他人的警戒心，很怕被别人当成笨蛋。在医院、超市骂人的暴走老人，往往就是这种类型。

下园壮太在书里也指出，许多宽容力低的人处于长期疲劳的状态，但因为疲劳还没到极点，就一直拖着。

过劳反映出来的就是工作效率低，以及对别人的宽容度降低。对他人原谅范围狭窄，会因为小事就责备别人、责备自己，其实已经处于"微抑郁"状态了。长期累积疲劳若没有机会修复，思考、行事容易负面化，总觉得自己的苦说不出，周遭的人不理解自己，下一阶段就可能往抑郁症迈进。

锻炼"听"的技术，加强宽容力

如何加强自己的宽容力，不致成为暴走老人预备军？就算不为老了以后着想，现在也不要因为小事而发怒，伤人伤己。

下园壮太认为，如果和别人发生言语冲突时，正是"刷洗"自己价值观的良机，从对方的角度思考，就会发现自己一直以来认为是对的事，不见得就是对的。

他还提出，锻炼"听"的技术。现代人因为经常使用智能手机的通讯软件，很少面对面对话，回复很多都是贴图，无法累积对人际关系的理解。

面对面交流，用自己的价值观与真心说话，再从对方的眼神、回话、表情中感受自己的感受，然后再回话，这个过程虽然麻烦，却有用。心理学称之为"单因接触效应"，通过反复接触，增加信任，降低对他人的警戒心和厌恶感，不会老是有"这公司没救了""他太讨厌了"之类的负面想法。

若精力用尽，处于低耗能状态，头痛、眼痛、睡眠浅，一定要想办法休息。

下园壮太建议，若条件允许，请一天假，加上双休日，有完整的三日连休，什么都不要做。不要看手机、电子邮件，不上网，远离所有刺激源，彻底休息，吃自己喜欢吃的就好。

成为有宽容力的人，需要大量练习和自我保养。

6.3 抗压慢老不靠情商，靠心智力量

《情商》（*EQ*）是20世纪90年代极具话题性的书籍之一，改写了过去评价个人才智的标准，这本书出版时的宣传语是："什么是情商？如果你还只知道智商，你就落伍了！"这句话最近应该会被改写，如果你还只知道情商，你就落伍了，现在你应该知道并锻炼的是心智力量（mental strength）。

根据心理治疗师艾美·莫林（Amy Morin）的定义，心智力量是指控制情绪、管理思绪的能力，无论外在环境如何变化，都能行为正向并具生产力。

压力大的人面容憔悴，容易生病，因为沉重的压力使身体持续保持警戒状态，产生过多压力激素皮质醇和肾上腺素，这些威胁反应使免疫系统变得脆弱，也会促进炎症反应，让你压力越大，看起来越老。

锻炼心智力量可以强化抗压力，不只在危机当下有效，也可以让人更有效地处理问题。另一个好处是能改善生活满意度，因为根据自己的价值观行动，会更安心。而心智力量并非意志力，它是一种承诺，承诺自己为大脑建立习惯，并奉献心力在自我实现上。

莫林发表在《今日心理学》的文章指出，心智力量和情商最大的不同是，情商算是心智力量的一部分。因为心智力量不只是情绪，更要通过心智与行为影响生活品质。而且，**心智力量更强调训**

练大脑换个角度想，如同练肌肉一样建立习惯，也包含舍弃那些把你拉回过去的坏习惯。

八个方法，帮你打造超强心智

著有《情商2.0》的临床心理学、产业心理学双博士特拉维斯·布拉德伯里（Travis Bradberry）接受媒体采访时指出，正因为心智力量是一种选择、一种自律，并非天生的气质，从今天开始，你我就可以为心智力量建立习惯，让自己的工作与生活变得更好。

- **戒除拖拖拉拉**

做事拖拖拉拉的人是因为大脑对拖拉已经上瘾了，事实上美国凯斯西储大学研究发现，交作业常拖拖拉拉的学生，压力指数反而更高，完成作业的品质也欠佳。

- **常常检视自己的情绪**

负面情绪挑战你的心智力量。当然，人们不可能没有负面情绪，但要有力量去管理。如果你常常让负面情绪控制自己正确思考，就是放弃复原的机会。

- **相信直觉**

直觉和冲动常是一线之隔，但直觉是正面思考，而且这个选择可以联结行动，并往正确的方向引导。

不怕犯错

就算犯错，像个白痴一样，也要再试一次。心智坚强的人将犯错视为迈向成功的一小步，不会因为犯错而退缩不前。

付诸行动

我们常常拖延长期而言对自己有利的事，先做眼前的事，因为挑战并未迫在眉睫。但成功的人知道，最好的方法就是马上行动。

专心在能掌控的事情上

外在世界竞争残酷，别纠结于你无法控制的事上，因为纠结也没用，你能控制的，往往只有自己的心智与行为。

感恩已经拥有的

加利福尼亚大学戴维斯分校研究发现，心存感恩的人心情会变好，身体状况也有所改善。可能和心存感恩会降低压力激素皮质醇有关。

运动

运动时大脑会释放内啡肽，它会让人产生一种类似恋爱的感觉，很多人挥汗运动后表现得更积极乐观，艰难的事也好像能解决。

每个人的心智力量都有进步空间，如同锻炼肱二头肌一样，每天进步一小步，你会对自己越来越满意。

6.4 负能量真的好吗？
抱怨改变大脑

　　午休时间和同事窝在小吃摊抱怨主管、下班后去喝酒讲讲客户的坏话，我们喜欢抱怨，并不是喜欢用负能量折磨朋友，是因为当我们讲出来之后，像是一种宣泄，感觉好多了。

　　也许偶尔一两次无妨，但如果常常抱怨，或是我们一直聆听来自家人、朋友、同事的抱怨，就会像神经科学家史蒂夫·帕顿（Steve Parton）所说，抱怨会重塑你的大脑，让你从此成为容易负面思考的人，抱怨也会改变我们对生命的看法。从生理上讲，抱怨会升高血压，引发各种慢性病。

　　"在大脑中，大量的神经元突触被一种称为突触间隙（synaptic cleft）的空间隔开。当我们有想法时，神经元突触就会释放化学物质穿过空隙到另一个神经元，因此就建立了桥梁，这个桥梁可以传递带电的信号，它所携带的电荷就是你所想的事情。"帕顿对媒体解释。

　　当神经元突触反复连接、更紧密地结合在一起，以便减少电荷要旅行的路程，让连接更有效率，也因此大脑重新连接了回路，让神经元突触连接得更快，也会鼓励神经元不断地走这条不费力的路径。这也是你变得越来越容易抱怨的原因，抱怨因此改变了你的性格。

负面情绪也会传染

科学也能解释为什么当我们听到别人抱怨后，自己也同感心情低落。因为人们倾向无意识地模仿身边人的面部表情，这个模仿帮助我们理解他人的情绪。所以当别人皱眉，我们也会无意识地跟着皱眉，这驱使我们拥有和别人一样的情绪表达，而且不只是外表皱眉而已，我们也开始觉得心情不佳。

这被称为镜像神经元的原理帮助我们从环境中学习，也帮助我们有同理心。不过，如果你一直和爱抱怨的人在一起，你也会渐渐变得不快乐。同样，如果你常常向朋友、同事抱怨，你也会将负面情绪带给他们。

抱怨也会影响免疫系统，使血压升高，增加肥胖、糖尿病和心脏病的患病风险。导致这些不良影响的主要是皮质醇，它被称为"压力激素"。当我们感到压力时，肾上腺释放皮质醇去应对身体进入"战或逃"的状态，万一这种压力是长期的，皮质醇长期偏高，便会影响记忆力、升高胆固醇以及弱化免疫系统。

如果身边就有爱抱怨的人，身为情绪垃圾桶的你怎么办？

婚姻家庭咨询师琳达·卡洛尔（Linda Carroll）在自己的专栏提供两个建议：

• 给他动机

鼓励朋友描述，他抱怨的这件事如果好转，会是什么状况？他自己又能做哪三件事，让这一状况好转。让抱怨的人自己讲出行动方案，而且自己也觉得有效。

• 可以有同理心，但坚定地设立界线

告诉你爱抱怨的朋友，当他不开心、有压力时，你愿意和他谈，但你不觉得自己这个角色做得很好，甚至诚实地告知，他的这些负面情绪已经对你产生负面影响。你也希望事情往好的方向走，但你自己也开始感到压力，或许，他可以去找其他能帮助他的人。

最后卡洛尔指出，关注自己的情绪是必须的，但不包括抱怨。抱怨常是灾难来源之一。找到勇气和支持后直接去处理问题，专注于让事情不一样，或许就从少抱怨开始。

慢　老

6.5 改变基因、逆转老化，静坐是好方式

　　在世界各地有成千上万的人在练习瑜伽、静坐或太极，但他们没有意识到练习的好处不只是放松、专注，更能逆转老化、改变基因。

　　瑜伽、静坐、太极等运动在科学上称为身心干预手段，这项发表在《免疫学前沿》（*Frontiers in Immunology*）上的研究综合了11年来18项研究，共846个样本，发现瑜伽、静坐、呼吸练习、太极、气功等身心干预手段可以逆转基因对压力的反应，包括抑郁症以及其他因压力衍生的疾病。

　　当身体处于压力时，不仅影响心理，生理上交感神经系统受到刺激，会使细胞内的一种叫作NF-kB的转录因子增多，进而引起身体炎症反应。短期而言，这是身体的保护作用，但长期而言，如果炎症反应持续存在，就会增加罹患癌症、抑郁症等疾病的风险，同时会加速老化。

　　平时常做这些运动的人却表现出相反的效果，也就是细胞的NF-kB转录因子减少，减轻炎症反应，因此与炎症相关的疾病风险如癌症也大大降低。

从静坐5分钟开始，数息帮你静心

环境和生活形态会影响基因，基因不仅会影响疾病、寿命，甚至会影响下一代。如果我们长期处于压力状态，便会开启一连串压力相关的反应，包括影响特定基因的活动以及产生炎症反应，进而促发疾病。

这项研究的主要负责人英国考文垂大学（Coventry University）的伊凡娜·布里奇（Ivana Buric）在接受《时代》杂志采访时表示："每天选择健康的生活形态，即便只是静坐15分钟，就已经改变了基因表达形式。"

加利福尼亚大学基因研究人员史蒂夫·科尔（Steve Cole）曾参与过布里奇的若干研究，他认为，未来仍然需要更多的研究来搞清楚瑜伽和其他形式的活动干预手段对基因表达差异的影响。

看到这些好处，也许你在考虑要练哪一种？但研究发现这一考虑也许并不重要，因为这些运动的形式差异很大，但是效果竟然相同。"盘腿静坐与瑜伽或太极在形式上有很大差异，但是只要经常做这些练习，都有降低炎症反应的效果。"

很多人都想从静坐入门，因为只需要一张椅子，静静坐着，听起来很简单，只要试过的人都知道有多困难。一开始会因为无法改变心意游荡的习惯而屡次失败。

静坐有许多法门，数息最为常见。感受呼吸在鼻腔来来回回，先设定5分钟，习惯后再延长时间。关键就是在每次注意力跑掉的时候，原谅自己，再度回到关注呼吸上。对自己有耐心及信心，不要一失败就放弃，就像我们面对减肥、早起一样。

慢　老

6.6 105岁日本国宝医师教我们的最后一课

一位医师去世,《纽约时报》、BBC等全球各大媒体争相报道。他的告别仪式前往悼念的人高达4000人,包括日本上皇后美智子都前往献花。日本内阁官房长官菅义伟接受媒体采访时说:"他是日本医学奠基人之一。"

他就是东京圣路加国际医院名誉院长日野原重明,享年105岁。他将健康体检引入日本,是日本提倡预防医学第一人。因为慢性病并非成年人专利,经过二十年的努力,也将日本惯用的"成人病"一词改成"生活习惯病"。他深受日本人景仰,1995年东京地铁沙林毒气事件,当时担任院长的日野原重明第一时间决定全面终止门诊,全力收容受害病患,光圣路加国际医院就收容了640名伤者。

日野原重明不只是受人敬重的医生,更是银发偶像。他年过百岁依旧在第一线看诊,每年超过百场演讲,频繁出国,也著有多本畅销书。他的长寿之道、人生哲学影响当代的日本银发族。

日野原重明在他的人生最后一程,再度立下典范。

不插鼻胃管，拒绝所有延命医疗

他没有在他担任名誉院长的圣路加国际医院走向人生终点，而是在家里拒绝所有延命医疗，安详辞世，也就是寿终正寝。

日野原重明2017年3月开始出现消化功能下降、进食困难、吞咽困难，他和家属在主治医师、圣路加国际医院院长福井次矢面前明确表示：不插鼻胃管，也不进行胃造口等营养补给手段。"生命有其界线，一定要慎重地接受。"福井次矢在接受日本NHK采访时，回忆之前询问日野原重明的意愿时，他这样表达。数日后日野原重明出院，在家接受福井院长的居家医疗。

日野原重明曾在《推荐平稳死》这本书的推荐序上写道："人应该活出死亡，在完成生命的最后，医疗是否不该再做任何事？"

这一质问来自日野原重明的特殊经历。33岁时，他经历东京大轰炸，58岁时遭遇劫机，成为人质，经历第一位在他手中死亡的少女。

这位16岁的少女因为结核性腹膜炎恶化反复发热住院，她的母亲因为家贫需赚取生活费与医疗费，无法长时间待在医院照顾她。

后来少女病情恶化，双手合十对日野原重明说："医生，谢谢你这段时间的照顾，我真的熬不住了，我妈妈一直为我操心，请帮我转告她，很抱歉。"他的回答是："你会好的，请再振作一下。"这时，这位少女脸色大变，吐出胆汁，大大喘了几口气，便没了气息。日野原重明大喊"护士，打针打针"。就在这样的慌乱中，少女的生命走向终点。

日野原重明懊悔一辈子，为什么那时不握住她的手说"我一定会帮你好好转达，你就安心吧"？这也成为日后他重视末期医疗，并创设日本首家安宁医院的强烈推动力。

用生命活出死亡

"日野原医师一直提倡，活出期望的活法及死法，并用他的生命践行。"圣路加国际医院院长福井次矢在记者会上说。

去世前3周，日野原重明还打电话给他创立的新老人会事务局局长石清水由纪子，问下次的演讲地点，"为了上台演讲，还是要好好做康复训练"。

日野原重明的次媳真纪回忆，公公去世前四天还说要做足部体操，"虽然连踢的力气也没有，但也要运动到最后"。

到了最后一刻，日野原重明105年的人生以"感谢"谢幕。

"他最后的遗言是'谢谢'，而且——对每个子女说：'你对我很好，我很感谢。如果我不在了，我想你一定会很伤心，但我希望你不要这么伤心。'"真纪接受NHK采访时回忆。

什么是生？什么是死？什么是活出死亡？日野原重明给出了明确的答案。

1. 抱怨会重塑你的大脑，从此让你成为容易负面思考的人，也会改变你对生命的看法。抱怨会升高血压，引发各种慢性病。

2. 给爱抱怨的亲友改变的动机，并明确地界定界线，是可以避免不断当情绪垃圾桶的方法。

3. 心智力量是一种选择、一种自律，你可以从戒除拖拖拉拉的习惯开始。

4. 白天好好工作，晚上好好休息，不要太努力，反而能避免退休失智的风险。

5. 静坐的好处不只是放松、专注，更能逆转老化、改变基因。静坐有许多法门，数息最常见。首先感受气息在鼻腔来来回回，先设定5分钟，习惯后再延长时间。

老化不可逆，但我们可以慢慢老

每一个人出生时，如同买了辆新车，都有一份使用说明书，只是我们在使用身体前，从来没有仔细阅读过这份说明书，不太关心身体的维护和保养，也不关心如何使用才能发挥其最大效能，更不在乎未来可能会遇到什么问题，盲目过日子，相信造物主为我们内建了健康不老。

造物主的确给了我们珍贵的身体，但只有我们悉心照顾，如同照顾自己的爱车，才有可能健康、充满活力、老得慢。我们必须懂得某些规则，也要不断更新知识，才能运用与生俱来的身体探索世界，活出美好人生。老得慢的背后是将累积几世纪的智慧，再加上最新科学证据，运用在日常生活中。

每个人的生活都决定了老得快或老得慢。要避免不必要的疾病，避免提早瘫在床上，决定权在自己手上。你要起身出门运动还是继续坐着刷手机，你要每天下午喝一杯饮料还是来杯白开水，你要关上电脑力抗忙碌的诱惑还是熬夜工作，都由自己决定。

也许你会说，自己是身不由己。毕竟工作忙碌、生活压力大，根本没有时间运动；长工时也导致多数上班族长时间久坐不动，慢性病缠身；身为"三明治世代"，上有老父老母要照顾，下有晚熟的子女要照料。这些都是真的，但有没有可能在这些限制下，找出方法和对策，严肃地面对一直以来被忽视的事，好好吃饭、好好睡眠、好好运动，并勇于实践呢？！

古人就知道的养生原则如均衡饮食、睡眠充足、规律运动，这些原则依旧重要无比，但这些方案面对现代生活显然不足。古人不会加班回家后绕到便利店采购，因为店里的明亮光线而影响睡眠；古人也不会有九成时间都待在室内，导致失眠、气喘；古人更不会花太多时间在手机上，导致"数码失智"。

更新健康医学知识版本，不要人云亦云，也不要相信手机上看到的没有科学依据的养生资讯，而应实践经过科学验证的健康常识。你看起来老得慢、神采奕奕，别人也会称赞你看起来年轻、有精神。

每天活出期望中的自己

被称赞年轻很重要吗？不那么重要，只是被称赞的背后，经过你的日夜实践，**你过着规律、有力量的生活，你控制了你自己，你喜欢这样的自己，因为你成为了真正的自己。**

虽然老化必定会降临，死亡也是每个人必须面对的课题，但我们都要设法在寿终正寝前，让自己健康快乐、充实圆满，活得神采奕奕，活出期望的那个自己。

希望这本书提供的建议对你有帮助，愿你健康快乐，大家一起慢慢老。

慢　老